あめいろぐ
予防医学

"Ameilog" book on preventive medicine

反田篤志 監修・著
青柳有紀 共著

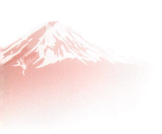
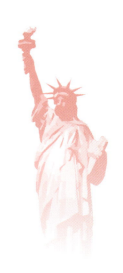

丸善出版

推薦のことば

　情報工学に「シグナル・ノイズ比」というのがあります．この比が高い情報こそが質の高い価値のあるものといえます．この本はまさに，最新のエビデンスに基づく予防医学において，「シグナル・ノイズ比」を極限に高めた本といえます．建前を除去した本音トークがコアのコンテンツになっていることから，すぐにそのことが理解できます．

　だからといって，この本は退屈な教科書ではありません．日本国内に蔓延している予防医学のノイズがいかに間違っているかを示しながら，ボトムラインとなるシグナルを提示するという爽快なストーリーが展開されています．

　予防医学における怪獣が日本国内でさんざん暴れまわっているときに最後の3分間に登場した「あめいろぐ」ウルトラマンが爽快な技で気持ちよく退治してくれるのです．予防医学の怪獣で苦しめられた私たちを助けるために，やっとウルトラマンが現れたのです．

　実際この本は，正しい知識はこれです，ときちんと伝えています．「一般健診が健康改善しないこと」や「若過ぎる世代へのがん検診が患者のためにならないこと」などです．日本国内の多くの病院が予防医学センターという名のもとに一般健診やがん検診を行っていることに対する，

　　　　　　「あめいろぐ」ウルトラマンからの挑戦状です．

エビデンスのない健診を行うことがいかに害であるかがわかりやすく説明されています．

　もちろん，がん検診の中にはエビデンスのあるものもあります．私たちに必要なのはエビデンスがあるかどうかを見抜くことができるスキルです．この本で

は，がん検診における 4 つのバイアスについてわかりやく提供されています．そして「非推奨がん検診はどれかを明確にすべき」としています．

　日常診療での予防医学についても，目から鱗の知識が満載です．タバコを止めることができない患者さんを自己責任論として責めてはいませんか．タバコのコントロールは政策でなされるのです．たばこ税の比較的安い日本，飲食店内でタバコが吸える日本，このことを許している政治家を責めるべきなのです．

　本書は日常臨床で役に立つツールも満載です．動機づけ面接のやり方など，生活習慣改善指導のやり方をエビデンスベースできちんと示しています．診療科別の実臨床に直結した予防医学のコンテンツは，即実践できるものです．

　後半では，予防医学の関連領域としてリスク・コミニケーションと医療の質について取り上げられています．感情に訴える方法をうまく利用する戦略も取り上げられており，政策を動かすための方法論や，個別の患者さんへの介入にも役に立ちます．

　予防医学をもっと勉強したい人たちに役に立つのは，本書の最後にまとめられた，予防医学を学ぶ意義とその学び方についての章です．日本の医療関係者や一般の人々が正しい予防医学を学び，この学問領域を発展させることが，日本国民の健康を増進させることにつながると思います．

　2017 年 11 月吉日

群星沖縄臨床研修センター　徳田　安春

まえがき

　日本の予防医療は，はっきり言って問題だらけです．

　「これからは予防が大事です！」という主張を聞くことが増えました．それには私も賛成です．しかし，「何をどうやって予防するの？」と聞かれたとき，科学的根拠をもとにきちんと議論できる人は本当に少ない．

　「予防が大事です」 → 「人間ドックを受けましょう」
　「予防が大事です」 → 「腫瘍マーカーを測りましょう」
　「予防が大事です」 → 「サプリを摂りましょう」

　どの推奨も科学的には正しくありませんが，「なんだか悪いことではない」ようにも聞こえます．このような勧めをする医師には，ビジネスのためなど他意をもってやっている人もいるでしょうが，ほとんどは心から人々の健康を推進したいと考えているはずです（たぶん）．

　問題は，予防医学の基本的思考が身についていないことだと思います．それもそのはず，私自身，予防医学なんて，医学部で習った覚えがありません（授業を聞いていなかっただけかもしれませんが…）．そして，医師としても臨床現場で予防医学を構造的に学び，システマチックに実践する機会は滅多に（まったく？）ありません．

　「それなら独学で！」と思って成書を検索してみるも，予防医学をきちんと学べる書籍がほぼ皆無ではありませんか．だからこそ，本書の意義があるのです．

　本書を読んでもらえればわかると思いますが，予防医学の考え方は臨床医学と似ている部分も多いです．その一方で，決定的に異なる部分もいくつかあります（詳細は本書を読んでくださいね！）．ある程度の予防医学の「型」を身につけれ

ば，エビデンスに精通していなくとも，日本の予防医療の現状が「いかに問題だらけ」なのかわかります．

　本書の企画をいただき，制作を通じてお世話になった丸善出版の堀内志保さん，程田靖弘さんにはまさに感謝の気持ちでいっぱいです．遅々として進まぬ執筆にいくつもの週末を犠牲にするも，常に（叱咤激励しながら）暖かく見守ってくれた妻には頭が上がりません．尊敬する徳田安春先生には推薦のことばをいただき，心より感謝します．

　本書は，アメリカで活躍する日本人医療従事者が情報発信するプラットフォーム『あめいろぐ』を書籍化したシリーズの第一弾です．世界の第一線で活躍するメンバーたちが，最新のエビデンスをもとに切れ味鋭く語っていきます．第二弾以降も，ぜひお楽しみに．

　ちなみに，『あめいろぐ』(http://ameilog.com)の「あめいろぐカンファレンス」コーナーで，本書のことを取り上げます．医療経済学・医療政策学の専門家である津川友介先生，家庭医療・老年医学の専門医である樋口雅也先生とともに，予防医学について政策，エビデンス，臨床の観点から熱い議論を交わしますので，こちらも乞うご期待です．

　日本初の（ライトタッチな）予防医学専門書である本書を参考にしていただき，日々の診療の中で「正しい」予防医療の実践を目指してください！

2017 年 11 月吉日

シリーズ監修・著　反田　篤志

著者紹介

● 監修・著者

反田 篤志

2007年　東京大学医学部卒業

2009年　沖縄県立中部病院にて初期研修修了

2012年　ベス・イスラエル・メディカルセンター（現：マウントサイナイ・ベス・イスラエル）にて内科研修修了

2015年　メイヨークリニックにて予防医学フェローシップ・病院医学フェローシップ修了

米国内科専門医，米国予防医学専門医，公衆衛生学修士．予防医学・医療の質の向上を専門とする．在米日本人の健康増進に寄与することを目的に，米国医療情報プラットフォーム『あめいろぐ』(http://ameilog.com/) を共同設立．

● 共著者

青柳 有紀

1996年　慶應義塾大学法学部政治学科卒業

1997年　ニューヨーク大学大学院修士課程修了

1998年　国連教育科学文化機関（ナミビア・ウィントフック事務所およびパリ本部）

2006年　群馬大学医学部医学科卒業（学士編入学）

2007年　ベス・イスラエル・メディカルセンター内科レジデント

2010年　ダートマス・ヒッチコック・メディカルセンター感染症科フェロー

2011年　同予防医学科レジデント

2013年　ダートマス大学医科大学院公衆衛生学修士課程修了，
同大学院クリニカル・アシスタント・プロフェッサーとしてルワンダにて
臨床医学教育に従事

2015年〜　ニュージーランド Northland District Health Board 内科・感染症科コンサルタント，
オークランド大学医学部 Honorary Senior Lecturer in Medicine

日本，米国ニューハンプシャー州，およびニュージーランド医師．米国内科専門医，米国感染症専門医，米国予防医学専門医，公衆衛生学修士（ダートマス大学），Certificate in Travel Health（国際渡航医学学会），Royal Australasian College of Physicians フェロー．

目 次

■第1部 予防医学

1章 そもそも予防医学とは何か…？ ……………………………… 反田篤志 …… 2
本音トーク**1** 予防医療では，医療費は下がりません
本音トーク**2** 一般健診は健康を改善しません
本音トーク**3** 若すぎる世代へのがん検診は患者のためならず
本音トーク**4** 禁煙の失敗を「個人の意思が弱い」せいにしてはいけません
本音トーク**5** 他業界の知見を活用し，医療を改善すべし

2章 食事療法による生活習慣改善 ……………………………… 反田篤志 …… 14
本音トーク**1** 「健康的な食生活」は4つの要素で実現できる
本音トーク**2** 健康的な食生活の実現には「可視化」がキーワード

3章 運動療法と生活習慣改善戦略 ……………………………… 反田篤志 …… 30
本音トーク**1** 運動習慣を作るには，できることからはじめるべし
本音トーク**2** 「メタボリック・シンドローム」の臨床的有用性は低い
本音トーク**3** 常に適正体重を目指すべきとはかぎらない
本音トーク**4** そもそも外来で肥満を解決するのは難しい
本音トーク**5** 外来での「動機づけ面接」でSMARTな生活習慣指導を
本音トーク**6** 生活習慣改善戦略の「プラス a 」

4章 禁煙指導とその有効性 ……………………………… 反田篤志 …… 46
本音トーク**1** 喫煙は個人の問題じゃない．「社会全体の問題」
本音トーク**2** 禁煙を進めるキーワードは「増税」と「公共空間禁煙」
本音トーク**3** 医師による禁煙指導を成功に導く「5A」
本音トーク**4** 「cold turkeyで一気に禁煙」がベストな禁煙法
本音トーク**5** 禁煙治療は主にパッチとガムの併用療法

5章 健康診断の検査項目や数値は果たして妥当なのか…？ … 反田篤志 ···· 57

本音トーク **1** 健康診断（健診）にほとんど意味はありません

本音トーク **2** 人間ドックは「受けておけばいい」わけじゃない

本音トーク **3** 健診データ解釈のためには統計を理解することが必要

本音トーク **4** 「Do no harm」実現のためには，
エビデンスのない健診は施行しない

6章 現在行われているがん検診に意味はあるのか…？ ········ 反田篤志 ···· 76

本音トーク **1** がん検診には明確な有効性のエビデンスあり

本音トーク **2** 「がんを早期発見できる検診」≠「有効な検診」

本音トーク **3** がん検診における4つの「バイアス」を理解せよ

本音トーク **4** がん検診の適応判断は年齢が重要

本音トーク **5** がん検診の費用対効果分析は慎重に

本音トーク **6** 非推奨がん検診は明確にすべき

7章 予防接種および各種ワクチンの有効性 ····························· 青柳有紀 ···· 93

本音トーク **1** ワクチン接種は，自分のみならず
コミュニティ全体を感染症から守る

本音トーク **2** ワクチン接種による健康被害は救済されなくてはならない

本音トーク **3** 頻用されるワクチンの有効性

■第2部　実臨床に直結した予防医学

8章 感染症 ··· 青柳有紀 ··· 106

本音トーク **1** 医療関連感染（HAI）予防の柱は感染リスク軽減策にあり

本音トーク **2** サーベイランスで介入の是非と効果を"計る"

本音トーク **3** 標準予防策（スタンダード・プリコーション）がHAI予防の鍵

本音トーク **4** 病原体の特性に応じて，適切な隔離予防策を

本音トーク **5** 予防的抗菌薬は，適切な種類を適切なタイミングで，
適切な期間投与

9章 心血管疾患 ·· 青柳有紀 ··· 116

本音トーク **1** アメリカでは心血管疾患と結腸直腸がんの予防に
アスピリンが効果あり

本音トーク **2** 日本でのアスピリンの効果は微妙…

10章　整形外科 ··· 反田篤志 ··· 123

本音トーク **1**　ビタミン D は，高齢者の転倒予防に効果的な場合あり
本音トーク **2**　複合的な介入で病院・施設内での転倒予防を目指す
本音トーク **3**　整形外科術後患者の病棟マネジメントは
　　　　　　　　外科と内科の共同診療が三方一両得？

11章　神経科・精神科 ····································· 反田篤志 ··· 131

本音トーク **1**　認知症のスクリーニングの効果はまだ不明確
本音トーク **2**　うつ病のスクリーニングは PHQ-2 と PHQ-9 の合わせ技で
本音トーク **3**　AUDIT，AUDIT-C，単一質問スクリーニングで
　　　　　　　　アルコール誤用を拾い上げる

12章　実臨床でできる予防医療の注意点とコツ(一般外来) ···· 反田篤志 ··· 144

本音トーク **1**　予防的介入をラクにする第一歩は「アルゴリズムを組むこと」
本音トーク **2**　予防的介入をラクにする第二歩は「『予診』を活用すること」
本音トーク **3**　チェックリストで重点項目を短時間で割り出す
本音トーク **4**　「生活習慣」「ワクチン」「がん検診」「スクリーニング」
　　　　　　　　「予防的投薬」が一般外来でカバーすべき予防医療

■第3部　予防医学の関連領域

13章　リスク・コミュニケーションとは…？ ······················· 反田篤志 ··· 166

本音トーク **1**　実臨床はリスク・コミュニケーションの連続
本音トーク **2**　情動反応を考慮に入れたやり取りで
　　　　　　　　双方向的リスク・コミュニケーションを目指す
本音トーク **3**　非医療従事者にとってリスクの正確な見積もりは
　　　　　　　　困難と認識すべし
本音トーク **4**　最初の 30 秒で勝ち取る「信頼」
本音トーク **5**　相手にとってのリスクを把握することが最初の一歩
本音トーク **6**　わかりやすさと誠実さで
　　　　　　　　効果的なリスク・コミュニケーションに
本音トーク **7**　とにかく「初動が大事」なクライシス・コミュニケーション

14章　医療の質は予防医学とどうかかわるのか…？ ············· 反田篤志 ··· 187

本音トーク **1**　医療の質は，一次予防から三次予防までかかわる
　　　　　　　　予防医学の重要領域

本音トーク **2**　質の高い医療とは個人と集団の両方の利益を考える

本音トーク **3**　医療の質の評価では，厳選された指標を継続的に測定すべし

本音トーク **4**　PDSA や control chart を使って医療の質を改善する

本音トーク **5**　医療の質の向上を成功に導く「武器」をもとう

15章　予防医学を学ぶことの意義と，その学び方 ················ 反田篤志 ··· 206

本音トーク **1**　健康寿命と資源配分の重要性ゆえに今，
　　　　　　　　予防医学が必要とされている

本音トーク **2**　本当の意味で人々を健康にするために，予防医学を習得すべし

本音トーク **3**　予防医学は，日々の診療に「新たな視点」を与えてくれる

本音トーク **4**　予防医学を学ぶと，キャリアの可能性が広がる

本音トーク **5**　自分に合った勉強の仕方で，日々の診療に生かすべし

コラム一覧

- カロリー摂取量を変えずにダイエットができるか？（反田篤志）／18
- ルワンダで実施すべき生活習慣病（食事）指導とは？（青柳有紀）／25
- 肥満は心不全死亡率を下げる!?（反田篤志）／37
- 電子タバコはタバコ消費量低減の救世主!?（反田篤志）／54
- NZ と日本の違い：健診のアプローチ「人間ドックはある？」（青柳有紀）／75
- リードタイム・バイアス：カオリとサオリ（青柳有紀）／83
- ちまたに溢れる「ワクチン不要/害悪説」（青柳有紀）／95
- ルワンダのワクチン事情：ワクチン接種における 5 つの障壁（青柳有紀）／104
- 「銃の国」アメリカ（反田篤志）／156
- リスク・コミュニケーションには十分な準備と訓練を（反田篤志）／181

イラスト：亀倉秀人

目　次　ix

第1部

予防医学

1章　そもそも予防医学とは何か…?

2章　食事療法による生活習慣改善

3章　運動療法と生活習慣改善戦略

4章　禁煙指導とその有効性

5章　健康診断の検査項目や数値は果たして妥当なのか…?

6章　現在行われているがん検診に意味はあるのか…?

7章　予防接種および各種ワクチンの有効性

1. そもそも予防医学とは何か…?

Preventive Medicine is the specialty of medical practice that focuses on the health of individuals, communities, and defined populations. Its goal is to protect, promote, and maintain health and well-being and to prevent disease, disability, and death.

Preventive medicine specialists have core competencies in biostatistics, epidemiology, environmental and occupational medicine, planning and evaluation of health services, management of health care organizations, research into causes of disease and injury in population groups, and the practice of prevention in clinical medicine. They apply knowledge and skills gained from the medical, social, economic, and behavioral sciences.

—— *American Board of Preventive Medicine*

予防医学とは「個人だけでなく地域や集団を対象にし，人々の健康を増進する予防的介入に特化した専門分野」であり，予防医学専門家とは「生物統計学や疫学といった公衆衛生学，組織マネジメント，予防医療の実践に長け，医学のみならず，社会学，経済学，行動科学の知識やスキルをもち合わせる.

　まずはじめに，「**予防医学 (preventive medicine)**」とはそもそもどう定義されるのでしょうか?

　アメリカで専門医認定制度を運営する American Board of Preventive Medicine（ABPM）[1] では，予防医学を 1 章冒頭のように定義しています.

なんと幅が広く，カッコイイ分野ではないか!

となる（?）わけですが，臓器や疾患ごとに分けられた従来の専門性とは視点が異なり，具体的なイメージが湧きづらいのも確かです.

2　第1部　予防医学

予防医学を学ぶことで，どういう知識が身につき，どういった日々の問題により効果的に対処できるようになるのでしょうか．ここでは，よくみられる誤解を例に予防医学の具体的な考え方を示すことで，そんな疑問に答えてみたいと思います．

本音トーク 1　予防医療では，医療費は下がりません

これは強調しても強調しすぎることはないのですが，基本的に

予防医療では医療費は下がりません

なので，「予防医療を推進して医療費削減を目指します！」というスローガンやキャッチフレーズは，おおむね誤りです．なぜ予防で医療費が下がらないのか…？　具体例を考えてみましょう．

● 予防的介入の具体例

　ある地域に10万人の成人が住んでいるとします．何もしないと，10年以内に5,000人に心筋梗塞が起きるとします（疫学的にこういった数値は予測可能です）．これを2,500人に減らしたい（かなり大胆な目標ですが…）としたら，どういった介入をすればいいでしょうか．例えば，10万人全員に健診をしてスクリーニングし，みつかった高血圧や高脂血症を積極的に治療し，10,000人の高リスクの人にはさらに運動療法と肥満防止プログラムを受けてもらう，という案が考えられます．また例えば，自転車レーンや公園を整備して運動しやすい環境を整え，スポーツ施設とも提携して大々的なキャンペーンを展開し，運動を促進するのも手かもしれません．はたまた，病院やクリニックと協力し，一定のリスク以上の患者さんにはおしなべてアスピリンとスタチンを処方する，という策もありえます．

1. そもそも予防医学とは何か…？　　3

ここで，注目すべきは以下の点です．

---

1. 誰が心筋梗塞を発症するかはわからないため，2,500人の予防をするために，それより圧倒的に多くの人に予防的介入を実施する必要がある．
2. （スクリーニング，高血圧や高脂血症といったリスク因子の治療などの）予防的介入にはお金がかかる．

したがって，心筋梗塞を防ぐためにはかなりのお金がかかることがわかります．

　予防的介入のための費用が予防による医療費削減効果を上回る場合，医療費は削減されず，むしろ増えることになります．事実，心筋梗塞を防ぐ介入の多くは人々の健康を増進しますが，一般的に医療費を増やすと考えられています．

　とはいえ，すべての予防的介入が医療費を増やすわけではありません．過去の研究では，（特に小児向けの）ワクチンの多く，そして心血管リスクのある人にアスピリン使用を促すカウンセリングは総合的に医療費を削減すると考えられています[2]．2008年にNEJMに発表されたCohenら[3]の研究によると，予防的介入のうち，約20%が医療費削減に寄与し，残り80%は医療費を増加する傾向にありました．

　一方で，同様の事実は予防的ではない一般的な治療的介入にも当てはまります．例えば，難聴の小児に対する人工内耳埋め込み術は総体的に医療費を削減するというデータがあります．驚くことに，先ほどのCohenら[3]の研究によると，治療的介入に関しても，予防的介入と同程度，すなわち20%ほどに医療費削減効果があるとされています．

　これらのデータから，「予防すると医療費が下がり，治療すると医療費が上がる」という（なんだか正しそうに聞こえる）論理はウソだとわかります．どちらも基本的には医療費を押し上げ，なかには医療費を減らすものがある，というのが正解です．まず，予防医学を考えるうえでは，この点を押さえておくことが非常に大事です．予防医学を学べば，疾病を予防することがどれだけ大変で，簡単

に医療費削減につながるはずがないことが，身に染みてわかります．

本音トーク **2** 一般健診は健康を改善しません

誤解を恐れずにいえば，

「一般健診は健康を改善しない」という
ある程度強固なエビデンスがあります

　予防医学では，エビデンスを非常に重視します．そして，生物統計や疫学を学ぶことで，エビデンスの評価の仕方を深く学びます．ランダム化比較試験（RCT）であれば，割付の方法，盲検化の有無，割付に沿った解析（intention-to-treat）の有無など，論文を評価する型は医学生や研修医で習う方も多いと思います．予防医学ではそこをさらに進めて，その裏にある統計解析手法や疫学的手法を，通常はMPH（Master of Public Health）のコースを通じて学ぶことになります．例えば，多変量線形回帰分析やロジスティク回帰分析などを自分の手を動かして学び，また相関関係から因果関係を推察するための疫学的理路を学びます．

　予防医学でエビデンスの評価が重視されるのは，一般的に予防的介入が規模も投資も大掛かりになるためです．もちろん1人の臨床医が薬Aを使うかどうかの判断にエビデンスを用いることも大事ですが，例えば，ある地域で住民健診の実施要項を変更する場合，それに携わる人や影響を受ける人の数は，1人の臨床医の意思決定とは比になりません．したがって，何はともあれ，「その介入に効果があるというエビデンスがあるのか」が強く問われることになります．

　「効果がないとわかっている」，もしくは「健康に害を与えるとわかっている」予防的介入が推奨されないのはもちろんのこと，**「効果があるかどうかわからない」介入も一般的には推奨されません**．これは，治療しないと命にかかわる集中治療などの領域とは一線を画すところかもしれません．

1. そもそも予防医学とは何か…？　5

一般住民を対象にしてまんべんなく行う健診（一般住民健診）は，基本的に健康増進に寄与しないことがデータで示されています．したがって，予防医学的な観点からすれば，健康増進に寄与しない健診は実施すべきではない，と結論づけられることになります．詳細は5章を参照してください．

本音トーク3　若すぎる世代へのがん検診は患者のためならず

　有名人が若くしてがんにかかり，不幸な転帰をとることがあります．医療でどうにかできるようにしたい，と感じるのは私も一緒です．一方で，こういった事例を元に「がん検診を20歳代，30歳代から受けられるようにすべきだ！」と考えるのは間違いです．

がん検診には適切な年齢層があり，それより早く始めることはお勧めできません

それは，**「がん検診がもたらす害が，利益を上回る可能性が高くなるから」**です．

　がん検診では，すべての医療行為と同様，患者に害が生じえます．それらは主に，介入の必要がないのに検査陽性となる「偽陽性」にともなう不要な検査や手技・手術の増加，介入の結果生じる合併症です．

　利益と害のバランスは，年齢で大きく左右されます．おしなべて，年齢が低すぎるまたは高すぎると，害が利益を上回る可能性が高くなります．年齢が低すぎる場合，一般的には罹患率が低くなるため，検診の利益が小さくなります．年齢が高すぎる場合，（5年や10年先といった）検診の利益を享受できない可能性が高まり，また合併症が起こる確率も高くなる傾向にあります．

　乳がんの例で考えてみましょう．国立がん研究センターの推計では，2012年時点で人口10万人あたりの乳がん罹患率は30歳代前半が25.0，50歳代前半が187.8であり，じつに7倍以上の開きがあります（図1）[4]．同様に，10万人あた

6　　第1部　予防医学

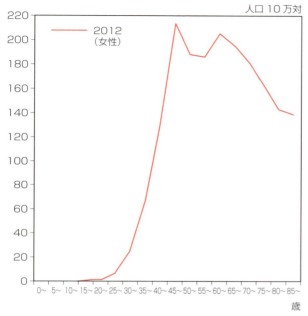

図1 乳がんの年齢階級別罹患率の推移

文献4）より引用，改変

りの死亡率は30歳代前半が1.8，50歳代前半が25.9であり，こちらは14倍もの開きがあります．10万人に対して乳がん検診を実施した場合，50歳代前半に比べ，30歳代前半の集団に対する利益（この場合は乳がん死亡数の低下）が非常に小さくなることがわかると思います（若年での死亡が加重されるDALYやYLLを用いたとしても，結論は変わりません）．さらに，若年では乳腺濃度が高く，マンモグラフィーによる偽陽性，それにともなう再検や手技が多くなる傾向にあるため，検診にともなう害が増えることになります．

事実，特に乳がんに関していえば，20歳代や30歳代で検診を受けることは，（特定のリスク因子をもっている場合を除き）推奨されません．これに加え，がん検診を保険や補助金でカバーすべきかといった政策面での意思決定をする場合は，費用対効果の概念を導入して評価する必要性があります．これらのさらなる詳細は6章を参照してください．

本音トーク 4 禁煙の失敗を「個人の意思が弱い」せいにしては いけません

　究極的に行動を規定するのは本人の意思だという考えは，支配的に思えます．特に喫煙や食事，運動といった生活習慣に関しては，本人の意思が最も重要と信じている人も多いのではないでしょうか．喫煙がニコチンへの物質的依存であり，依存からの離脱には治療が必要であるということは，医療従事者にとっては常識でしょう．では，パッチなどでニコチン補充療法を実施したうえでも，禁煙の成功率が一般的に 30％を下回るのは本人の意思が弱いからでしょうか？　本人の意思が行動変容において重要な要素であることは確かです．しかし，

行動変容に至らない原因を本人の意思に求めることは，非生産的であるどころか行動変容を促すうえでは「逆効果」です

　「自分の意思が弱いから行動を変えられない」と考えてしまうと，罪悪感や自己嫌悪感が誘発され，**本人の自己効力感 (self-efficacy)** は低下します．すると，自信を喪失し，行動変容に成功する可能性が低くなってしまいます．行動科学や行動経済学では，本人の行動の多くは「本人の意思以外の要素」に強く影響を受けると考えます．それらの要素には知識やスキルといった本人がある程度コントロールできるものもあれば，環境や社会因子のように必ずしも本人がコントロールできないものも含まれます．

　禁煙では，**行動変容ステージモデル (transtheoretical model)** がよく使われます．行動変容には無関心期，関心期，準備期，実行期，維持期の 5 つのステージがあり，患者がどの段階にいるかによって介入の仕方を変えるという考え方が，「喫煙者本人の意思」に主眼を置きがちになる（「本人が禁煙に無関心なのだから仕方がない」など）という欠点があります．事実，ステージモデルに基づいた介入には（それに基づかない一般的な介入に比べ）禁煙を促進する効果がないというデータが多く，このモデルの限界を示しています[5) 6)]．

8　第 1 部　予防医学

行動変容を促す場合には，環境因子を考慮することが必須です．禁煙について
いえば，同居する家族に喫煙者はいないか，仕事場において喫煙者である利得は
ないか（喫煙所が社交場になっているなど），友人から飲み会の際にタバコを勧
められる場面はないか，などです．さらに，喫煙への欲求を惹起する場面に遭遇
したときにきちんと対処できる知識や術をもっているかも重要です．そういった
場面をそもそも避ける，遭ったとしても喫煙をしない行動様式を身につける，な
どが具体的な回避策になります．

予防医学ではさらにもう1歩引いて，「社会的要素の中で禁煙を阻害する因子
が何か…？」「それを低減するもしくは除外することはできる施策は何か…？」と
考えていきます．エビデンスのある施策にはタバコ税の増税と公共空間での禁煙
があり，前者は喫煙率の減少に，後者は受動喫煙の減少を通じた心血管系や呼吸
器系疾患の低下に効果があることがわかっています[7) 8)]．

人々の行動や生活習慣が大きくかかわる疾患においては，複数の阻害因子を同
時に改善する手を打ちつつ，促進因子をできるだけ増やしていくことで，行動変
容を促す介入の効果が最大化されます．禁煙促進に関しての臨床的アプローチは
4章を参照してください．

本音トーク 5 他業界の知見を活用し，医療を改善すべし

私自身も以前は「医療はほかの業界とは違う」と強く信じていました．しかし
予防医学を学んだあとでは，

医療にはやはり特別な側面があるものの，他業界との共通点も多い

と考えるようになりました．予防医学では，他業界・他業種の知見を取り入れ，
積極的に医療に適用することに非常に前向きです．特に，安全性や質の向上と
いった領域では，理論および実践においてはるかに他業界のほうが優れていま
す．

1. そもそも予防医学とは何か…？　　9

例えば，安全性の向上について，お手本となるのは航空業界です．過去20年で全世界の航空時間は2倍に増加しているにもかかわらず，事故による死亡者数は半分以下になり，死亡事故の確率は飛行1,000万回に1回程度と高い安全性を実現してきました[9]．すべての入院の約10%で有害事象が起こっていると推計[10]される医療の安全性とは，文字通り桁が違います．

航空業界と医療界の数値を直接比較することに大きな意味はありません．ご存知の通り，飛行機を扱うパイロットと生身の人間を扱う医療従事者の間には大きな隔たりがあります．不具合が起きたときに乗客を待たせるなど安全性のために時間を犠牲にできる航空業界と，時間が大きな要素となる急性期医療では前提条件が異なります．

しかしながら，これらをもってして「医療は他業界とは違うのだから，他業界での学びをあてはめることに意味はない」と考えるのは間違いです．医療とは異なる要素をもち，異なる系譜を辿ってきたからこそ，共通項目を見出して優れたところを取り入れることで，よりよい医療が実現できます．

Atul Gawante[11] は，航空業界で離着陸の際に使用されるチェックリストに注目し，その知見を活かして手術前後に使用する外科チェックリストを考案しました．外科手術でメスを入れる瞬間を離陸，閉腹の瞬間を着陸と捉え，その相似性に注目したのです．その詳細は彼の著作である The Checklist Manifesto に記載されていますが，チェックリストの項目は5〜9個，完了するまでの時間は1〜2分以内，チェックを始める合図となる瞬間を明確に定義しておくなど，その考案と導入，実施には航空業界において長年蓄積された知見がふんだんに生かされています．それらを手術室の現場に適した形であてはめることで，多施設共同研究[12] において，手術関連死亡率を約半減，院内合併症の発症率を約3分の2に減らすことに成功しました．

ほかに，トヨタなど製造業で培われたリーン・メソッドを取り入れることで手術室や救命救急室のオペレーションを改善する，**PDSA (plan-do-study-act)サイクル**を用いて医療現場の問題を解決していくなど，医療の質の向上においては他業界での知見が多く活用されています．より詳しくは，14章を参照してく

ださい.

そもそも, こういった分野は予防医学の範疇なの？ と思われる方もいるかもしれません. 予防医学では, ワクチンなどの一次予防（疾病の発生の予防）や検診などの二次予防（疾病の早期発見および治療）のみならず, 三次予防（合併症や死亡を含む臨床転帰の改善）をその専門性に含みます. 心筋梗塞の合併症を予防するためのカテーテル治療, 治療後のケアに専門性をもっているのは当然循環器科医ですが, **予防医学専門医は疾患領域をまたいだ予防の知識とその適用に長けています.** 疾患にかかわらず合併症や死亡を減らす手法として, 先に挙げたような医療安全や医療の質向上で使われる知識やスキルが位置づけられるのです.

こういった知識やスキルを身につけることで, 臓器や疾患を中心とした専門医とは視点が異なる, **システムを対象にしたアプローチ**を取ることが可能になります. 例えば, ST上昇型心筋梗塞であれば,「カテーテル治療を来院から90分以内に実施するためには, どうすればいいのか？」という問題に対して, 救急隊からの連絡, 救急室での対応, カテーテル室の準備と連絡, 循環器科医の待機態勢などをシステム横断的に考え, それを実現するための方策を練ることができます. 言い換えれば, 予防医学とは「システムをどう変更すると集団の健康を改善できるか？」という問いに答える専門分野だといえるでしょう.

＊　　　＊　　　＊

以上, 予防医学とはどういった分野なのか, 説明してきました. 予防医学という専門性についてある程度わかっていただけたでしょうか？ アメリカの予防医学には産業医学（occupational medicine）や航空医学（aerospace medicine）も含まれていますが, それらはより領域特異的となるので, 今回はあえて触れていないことを注記しておきます.

これらを踏まえたうえで, 私が考える（日本版の）予防医学専門医の姿は以下の通りです.

● Dr. Sorita が考える予防医学の姿

1. 生物統計や疫学を学び，一段深いレベルでエビデンスを評価できる
2. 集団に対する影響を意思決定の主体に置き，経済的評価も含めて人々の健康を推進するための予防的介入を計画・立案できる
3. 行動科学の知識を備え，人々の行動変容を促すための重層的な思考や介入ができる
4. 集団に対する介入を現場に落とし込むためのマネジメントの知識やスキルをもち，予防的介入を効果的に実行できる

　こんな能力を備えた専門家になってみたいと思えてきたでしょうか？ そんな方は，ぜひ本書を読み進めてください！

（反田篤志）

あめいろぐ Conference

1. 予防医療では，医療費は下がりません
2. 一般健診は健康を改善しません
3. 若すぎる世代へのがん検診は患者のためならず
4. 禁煙の失敗を「個人の意思が弱い」せいにしてはいけません
5. 他業界の知見を活用し，医療を改善すべし

あめいろぐ 関連ブログ記事はこちら

1. 「ところで，予防医学って何ですか？」
（http://ameilog.com/atsushisorita/2013/06/13/221448）

2. 乳がん検診必要？ 不利益もあります―内側から見た米国医療 18
（http://ameilog.com/atsushisorita/2015/01/04/164439）

3. 健康診断は必要？ 米国ではやりません―内側から見た米国医療 17
（http://ameilog.com/atsushisorita/2014/11/19/111841）

●文献

1）American Board of Preventive Medicine. http://www.abprevmed.org/aboutus.cfm.
2）Neumann PJ, Cohen JT. Cost savings and cost-effectiveness of clinical preventive care. Synth Proj Res Synth Rep 2009；（18）. pii：48508.
3）Cohen JT, Neumann PJ, Weinstein MC. Does preventive care save money？ Health economics and the presidential candidates. N Engl J Med 2008；358：661-3.
4）がんの統計編集委員会編．がんの統計〈2016 年版〉「年齢階級別がん罹患率推移（1980 年，2012 年）乳がん（女性）」．公益財団法人がん研究振興財団，2017.
5）Cahill K, Lancaster T, Green N. Stage-based interventions for smoking cessation. Cochrane Database Syst Rev 2010；（11）：CD004492.
6）Riemsma RP, Pattenden J, Bridle C, et al. Systematic review of the effectiveness of stage based interventions to promote smoking cessation. BMJ 2003；326：1175-7.
7）Bader P, Boisclair D, Ferrence R. Effects of tobacco taxation and pricing on smoking behavior in high risk populations：A knowledge synthesis. Int J Environ Res Public Health 2011；8：4118-39.
8）Frazer K, Callinan JE, McHugh J, et al. Legislative smoking bans for reducing harms from secondhand smoke exposure, smoking prevalence and tobacco consumption. Cochrane Database Syst Rev. 2016；2：CD005992.
9）Aviation Safety, Boeing Commercial Airplanes. Statistical Summary of Commercial Jet Airplane Accidents, Worldwide Operations, 1959-2015［Internet］. 2016 Jul［cited 2016 Aug 3］. Available from：http://www.boeing.com/resources/boeingdotcom/company/about_bca/pdf/statsum.pdf
10）de Vries EN, Ramrattan MA, Smorenburg SM, et al. The incidence and nature of in-hospital adverse events：a systematic review. Qual Saf Health Care 2008；17：216-23.
11）Gawande A. The Checklist Manifesto：How to Get Things Right. Macmillan；2010. p.225.
12）Haynes AB, Weiser TG, Berry WR, et al. A surgical safety checklist to reduce morbidity and mortality in a global population. N Engl J Med 2009；360：491-9.
13）Krogsbøll LT, Jørgensen KJ, Larsen CG, et al. General health checks in adults for reducing morbidity and mortality from disease：Cochrane systematic review and meta-analysis. BMJ 2012；345：e7191.
14）US Preventive Services Task Force. http://www.uspreventiveservicestaskforce.org/.
15）国立がん研究センターがん情報サービス「がん登録・統計」（http://ganjoho.jp/reg_stat/statistics/dl/index.html#incidence. Accessed August 1, 2016）.
16）Kapur N, Parand A, Soukup T, et al. Aviation and healthcare：a comparative review with implications for patient safety. JRSM Open 2016；7：2054270415616548.

2. 食事療法による生活習慣改善

You are what you eat.

—— *Victor Lindlahr*（1897〜1969 年）

食事があなたを規定する.

　臨床家の皆さんはご存知かと思いますが，患者の生活習慣に効果的に介入することは極めて困難です．特に食事と運動という，日常生活の根幹にかかわる部分を変えようとすることは，大変骨の折れる作業です．

　現実的には薬を処方してしまったほうが医師にとって時間がかからず，さらに患者も薬をもらえて満足，という図式が成立しやすいため，「懇切丁寧に説明が必要な生活習慣指導にはあまり時間をかけずに，さくっと薬を出してしまおう…」という動機づけがどうしても働きます．しかも，効果があるかわからない生活習慣指導より，ひとまず薬を出したほうが実際に数値も改善しますし，安定した効果が得られる（気がする）のも事実です．

　しかし，禁煙やワクチン接種と並び，健康的な食事と定期的な運動は非常に効果的な一次予防策です．食事と運動習慣は（理論的には）ほとんどお金をかけずに改善でき，副作用もありません．ですから，患者のためを想う医者としては，高血圧薬や高脂血症薬などの薬剤を処方するより，生活習慣を変えてそれらの薬剤の必要性をなくすほうが望ましいでしょう．

　「今の診療報酬体系ではそんなことムリ！」と叫びたくなるのはわかりますが，ここではそれをグッと堪えて，日々の臨床の中で食事・運動療法を実践していくためにどうしたらいいのか，一緒に考えていきましょう．

本音トーク 1 「健康的な食生活」は4つの要素で実現できる

　まず，健康的な食生活は，基本的には（何の工夫も驚きもありませんが）以下の4点に集約されます．

> ● **健康的な食生活に必要な4つの要素**
> 1. 適切な量を食べる
> 2. 健康的な食材を多く食べる
> 3. 塩分は控えめに
> 4. アルコールはほどほどに

---

1. 適切な量を食べる

　健康的な食生活で，肥満を防ぐための基本戦略が，カロリー摂取量のコントロールです．当たり前のことなのですが，これを守るのがじつに難しい．日本の状況はまだまだ恵まれていますが，諸外国では予防医学上最大の問題となっています．

　カロリー摂取量コントロールの目的は明白で，「必要以上のカロリーを摂らない」．それに尽きます．注意すべきなのは，

必ずしも「カロリー摂取量を減らす」＝「食べる量を減らす」ではない

ことです．肥満の患者には「食べる量を減らしましょう」といいたくなってしまいますが，単純な食事制限は短期的には効果があっても，長期的には（リバウンドを起こしやすく）体重減少効果が限られてしまいます．むしろ，食べる量を減らさずにカロリー摂取量を減らす方向性を目指すほうが効果的です．

2. 食事療法による生活習慣改善　　15

そのためには，食事量を

「みた目の食事量（食べる量）」と「真の食事量（摂取カロリー）」

に分けて考えるとよいと思います．

　「みた目の食事量」はお皿に載っているボリュームと考えればよく，肉や加工食品など高カロリーのものを野菜や豆などに代替するなどの手段により，ボリュームを減らさずに摂取カロリーを減らすことが可能です．「みた目の食事量」を変えなくても「真の食事量」が変わることになりますので，肥満予防につながります．

　もう 1 つ重要な視点は，**どこからカロリーを摂っているかを考えること**です．カロリー源は以下のように分けることができます．

> **●カロリー過多を招く 4 つの摂取源**
> 1. 食事
> 2. 間食（デザート含む）
> 3. 非アルコール飲料
> 4. アルコール飲料

これらから得られる総カロリーが，消費カロリーと均衡していれば，基本的には体重が維持されることになります．一般的な日本の食事では，食物だけで必要量を大幅に超えるカロリーを摂るのは比較的難しく，

**　間食や飲料によりカロリー過多になる**

ことが多いです．ですから，カロリー制限により体重をコントロールしようとする場合，食事以外に摂っている飲食の内容を聞き取り，そこに注目するのが効果的です（次ページ参照）．

2. 健康的な食材を多く食べる

　カロリー摂取量のコントロールと並んで重要なのが，健康的な食材をより多く食べることです．健康的な食材を食べると，（満腹感が増して真の食事量が減るため）肥満予防を通じて疾患の発生を防げるだけでなく，直接的に疾患のリスクを下げることができます．予防できる主な疾患としては，糖尿病，心血管疾患，脳血管疾患，がんが挙げられます．

● 健康的な食材と不健康を招く食材

　健康的な食材とは，野菜，果物，食物繊維の多い雑穀類（全粒粉パンを含む），ナッツや豆類，不飽和脂肪酸を多く含んだ油（オリーブオイルやキャノーラオイル）です．また，タンパク源としては肉より魚が健康増進の面で優れています．

　逆に，不健康な食材は，加工肉（ハムやソーセージ），赤い肉（牛肉や豚肉），飽和脂肪酸中心の油（バターやラード，マヨネーズ）です．さらに，炭水化物源として，精製した炭水化物で作られるもの，すなわちパスタ，白いパン，白米は，吸収効率がよく急激な血糖値の上昇を招き，空腹中枢を刺激して摂取過多になる傾向があるため，健康的な食材とはいえません．しかしながら，食事の中で白米を減らすのは日本人にとって難しいことが多く，あまりここを強調しても食事指導としてはうまくいかないため，状況に応じて別の戦略を取っていく必要があるでしょう．

　また，フルーツジュースは100%であっても健康によいとはいえないため注意が必要です．むしろ，フルーツジュースは基本的にはソフトドリンクと同等に扱うべきと考えられています．

　例えば，健康的な食事として最もエビデンスの豊富な Mediterranean-style diet（地中海風の食事）は野菜や果物，ナッツ，豆，魚，オリーブオイルを多く含み，一般的な欧米の食事スタイルと比較して，10%ほど心疾患のリスクを，5%ほどがんのリスクを下げることが示唆されています．また，牛肉や豚肉といった赤い肉や加工肉の摂取は大腸がんや糖尿病のリスクを高めると考えられており，1日100g赤い肉の摂取を増やすと，どちらも10〜20%程度リスクが増加すると見込まれています．

逆にいえば,

先に挙げられていない食材は,基本的に「健康に資するとも資さないともいえない」ことがほとんどです

食材に関してはいろいろな人がいろいろなことをいっていますが,残念ながら魔法の食材は世の中に存在せず,結局は**野菜を中心にいろいろなものをバランスよく食べる**のが正しいといえるでしょう.そのうえで,先に挙げた不健康を招く食材を多く摂っているようであれば,そのうちいくつかを週に2〜3回でも健康的な食材に替えていく(肉→魚,白米→玄米など)のが堅実な方法です.

コラム ❶ カロリー摂取量を変えずにダイエットができるか?

それでは,「真の食事量」を変えずに,食事内容を変えることで肥満を予防する方法はあるのでしょうか? 確かに,摂取カロリーが変わらなくても,食事内容により吸収効率が下がる,もしくは燃焼カロリーが上がるのであれば,理論的には肥満予防に資するはずです.

高タンパク食にはその可能性があります.タンパク質は理論的にはカロリー燃焼を促します.これは,消化に際してより多くのエネルギーが必要であり,かつ筋肉維持を通じて消費エネルギーを増大すると考えられるためです.高タンパク食を摂ることで(短期的には)体重減少効果があるというデータもあります.しかし,タンパク質重視の食事は満腹度が増すため,その体重減少効果は結局のところ摂取カロリーの減少を通じて得られている可能性も否定できません.そして,高タンパク食の体重減少効果は,摂取カロリーのコントロールによる効果と比べると,微々たるものといわざるをえません.

同様に,低脂肪食は(理論的には正しい気がしますが)データの裏づけがありません.総じて,「真の食事量」を変えない肥満予防は基本的にデータに乏しく,効果的でないと考えられるため,一般論としてはお勧めできません.

(反田篤志)

3. 塩分は控えめに

日本人にとって疾患予防のうえで最も大事と考えられるのが，

減塩

です．減少傾向にあるとはいえ，日本人は1日平均で10gの食塩を摂取しており，WHOが推奨する約5g/日（2gのナトリウム相当）はもちろんのこと，厚生労働省が推奨する男性8g/日，女性7g/日というデータからみても明らかに食塩摂取過多です．過剰な食塩摂取は高血圧および脳梗塞リスクを上昇させます．また，胃がんのリスクも食塩の過剰摂取により上昇すると考えられています．

　日本の食事は欧米の食事に比べると魚や野菜が多く，カロリー過多になることも少ないため，国民全体という集団でみたときには，カロリー摂取量や食材の改善による健康増進効果よりも，減塩による疾患予防効果のほうが大きいと推察されます．外来でも，肥満より高血圧のほうが問題であることが圧倒的に多く，日本人にとってはまず減塩を目指すのが，効果が高い方策です．

　日本の食事にはおしなべて塩分が多く含まれており，すでに味つけして売られているものも多くあるので，すべての食品の塩分量を減らすのは難しいです．単に「塩分を減らしましょう」といってもどうしていいかわからないことがほとんどなので，毎日食べるものに着目して具体的に介入するのが効果的です．

●減塩アドバイスあれこれ

　特に高齢の患者に対して，減塩ターゲットとしておすすめはズバリ**味噌汁**です．味噌汁は1杯2g程度の食塩が含まれており，ほぼ毎日飲む人も多くいます．減塩の方法としては，もし1日2杯以上飲んでいるなら1杯に減らす，お椀によそう量を減らす（もしくは小さいお椀を使う），具をたくさん入れて汁の分量を減らす，出汁を使い薄めの味つけにする，などがあります．ただし，慣れている味を変えるのは結構難しいため，味を薄めにするよりも，飲む量自体を減らせないか考えるほうが得策なことが多いです．

2. 食事療法による生活習慣改善　19

味噌汁以外でもスープ系統は多く塩分が含まれているので，ラーメンやうどん・そばの汁は飲まない（もしくは飲む量を減らす），汁物をできるだけ避ける，といったアドバイスも有効です．

そのほか，着目すべき食材としては梅干を含む漬物，干物や塩鮭といった味つけされた魚，でしょうか．これらを食べる頻度が高ければ，漬物は減らす，魚は焼き魚に変えるなど，特定の食材に絞って減塩アドバイスをするとよいでしょう．

もともと高血圧予防のために作られた**DASH（dietary approaches to stop hypertension）ダイエット**は，健康的な食事としてのエビデンスも比較的高く，アメリカではお勧めすることが多いです．その中身は先に挙げた Mediterranean-style diet と近く，穀物，野菜，果物，豆類，低脂肪乳製品といった食材をバランスよく食べる内容になっています．ただし，一般的な日本人にとっては大がかりな食生活の変更が必要になるので，日本人にそのまま勧められるかというと疑問です．コンセプトとして「非常に健康的な食事とはこういう感じ」と示すために使うくらいにとどめておくべきかと思います．

4．アルコールはほどほどに

一定以上のアルコール摂取は明らかに健康リスクがあり，心疾患，脳梗塞，がん，肝障害のリスクを高めます．一般的には男性より女性のほうが健康リスクの影響を受けやすいとされ，WHO，厚生労働省ともに男性は1日40 g，女性は1日20 g を超える飲酒は健康への悪影響があるとし，それを超えない範囲での飲酒を推奨しています．

1日40 g のアルコールに相当する飲酒量は次の通りです．

- ビールの中瓶2本（1 L）
- 日本酒2合（360 mL）
- ワインのボトル半分（375 mL）
- 焼酎1合（180 mL）
- ウイスキーのダブル2杯（120 mL）

意外と，結構な量まで大丈夫なんですよね….

　ただ，アルコールに含まれるカロリー，おつまみに含まれる塩分摂取量も無視できず，その面では多少の飲酒でも健康リスクを高めることはあります．

一方で，多少の飲酒は健康によいのでは…，というデータも存在します[1]．特にワインに関しては1日1杯程度であれば心疾患リスクを低下させる，というデータがあります[2]．ビールに関してはより不確かではありますが，1日1本程度であれば心疾患リスクを低下させる，というデータがあります[2]．

さらに，本人の健康とは別の切り口として考えなければいけないのは，アルコール摂取が与える社会的リスクです．どんなに少量の飲酒でも認知機能を低下させ，事故やけがのリスクを高めます．二日酔いや集中力低下にともなう生産性の低下，暴力や犯罪リスクの上昇も無視できません．この観点からは，アルコールは飲まないほうが望ましいことになります．

　上記を総合すると，飲酒に対する基本戦略としては，

1. アルコールに起因する問題行動や失敗があるかどうかを聞くこと
2. 明らかな過剰飲酒や依存傾向がないか聞くこと
3. そのうえで飲む量が少し多いようであれば，「適度な飲酒」を勧めること

かと思います．私の場合，次の量を「適度」の指標として使っています．

ビールであれば 350 mL を 1～2 缶くらい
ワインであれば 1～2 杯くらい

逆に，患者に「多少はお酒を飲んだほうが体にいいのでしょうか？」と聞かれても，飲んだほうがいいですね，とはいわず，**「飲まずに済むのなら，飲まないに越したことはないです」**くらいにとどめておくのがよさそうです．

本音トーク 2 健康的な食生活の実現には「可視化」がキーワード

さて，健康的な食生活がどんなものかわかったところで，それを簡単に実践できるわけではないことは，多くの方が（自らの経験からも）身に染みてわかっていることかと思います．例えば，食事内容の適量の定義を 1 つひとつ明確に提示され，1 日 1,800 kcal，300 g または 2 カップ分の野菜などといわれても，日々の実践に移せる患者は珍しいです．逆に，「ご飯の量を控えめに」「野菜をたくさん摂るようにしましょう」というアドバイスも具体性に欠け，実際に何をどうしたらよいのかわかりません．まず，患者に具体的にどういったアドバイスができるのか，考えていきます．

● 食べる量を視覚的に表現する「プレート法」

アメリカでよく勧められるのがプレート法 (plate method) です．プレート法では，食事を直径 25 cm ほどの 1 皿に盛りつけることを想定したとき，半分に野菜と果物，4 分の 1 に肉や魚などのタンパク質，4 分の 1 に米などの炭水化物を盛りつけるのを理想の配分とします．野菜と果物は盛りつけられるだけ盛って構いません．肉や魚の大きさは自分の手の平分の大きさと厚さ，と伝えます．この手法の問題点は，食器をたくさん使う日本人の一般的な食事スタイルに合わないという点ですが，応用を利かせることは可能です．

22　第 1 部　予防医学

例えば，おかずごとに違うお皿を使う場合，取り分ける皿の大きさを調整すること（主菜のお皿を小さく，副菜を大きく）で，上のプレートの配分を再現することが可能です．また，ご飯を大盛りにする，おかわりすることが多い人には，ご飯を食べる量をお茶碗1杯までと決めるよう指導し，ご飯をもっと食べたくなったらそれを野菜のおかずを増やしてお腹を満たすよう勧めるというのも一手です．ほかに，やはりどうしても肉を食べすぎる人は多いので，1回に食べる肉の量を減らし（盛りつける皿を小さくする，など），肉から魚への変換を勧める（肉は週2回まで，など）のが効果的な場合もあります．

　いずれにせよ，その人の食生活で何をどれくらい食べているか具体的に把握し，それを"視覚的に"表現することで，わかりやすい形で改善案を提示してあげると具体的なアドバイスになります．

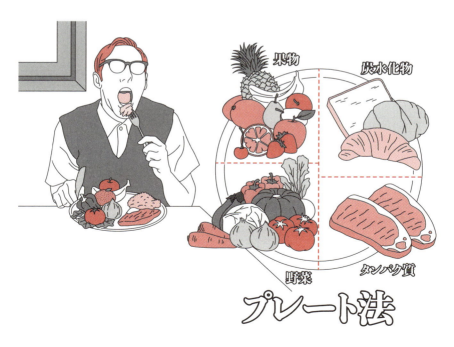

●「1日に食べる量をどれくらい減らせばよいか」を可視化する

　もう1つよくやる指導は，間食と飲み物です．アルコールも含め，肥満傾向の方は知らず知らずのうちに間食と飲み物からカロリーを摂取していることが多いです．職場や台所にスナック菓子が置いてある場合，まずそれらをなくす（そもそも思い立ったときに食べられないようにする）ことを勧めます．逆に野菜スティックを置いておくように勧めることで，空腹を感じたときにそちらに手が伸びやすいような環境を整えることも効果的です．飲み物には思っている以上にカロリーが入っていますので，炭酸類やジュースを飲んでいるようであれば，まずはゼロカロリーのものへの変換を，甘い缶コーヒーを飲んでいるのであれば無糖への切り替えを勧めます．

　数値の目安としては，1kgの体重を減らすためには約7,000kcalのカロリー摂取を減らす必要があると覚えておくとよいです．すなわち，

体重が一定で推移している場合，

　1カ月に1kg痩せようと思ったら，
　1日200kcalずつ摂取カロリーを減らし
　2カ月で1kg痩せようと思ったら，
　1日100kcalずつカロリーを減らす

必要があると計算できます．

100kcalというと，

　チョコ3〜4粒
　市販の缶ジュースや缶コーヒー1本
　牛肉40g
　ご飯2分の1杯

ですから，1日どれくらい減らしていけばよいのか視覚化が可能です．

24　第1部　予防医学

コラム ❷ ルワンダで実施すべき生活習慣病（食事）指導とは？

ルワンダ共和国は中部アフリカに位置する国で，四国より少し大きな国土に約1,200万人が住みます．1994年に長年の民族間の対立を背景にフツ族によるツチ族および穏健派フツ族に対するジェノサイド（大虐殺）が起こり，わずか3カ月間に100万人が殺されました．私（青柳）は，2013年から2年間，首都キガリの教育病院で指導医として若い医師たちの臨床教育に従事していました．

ルワンダにおける主要な死亡原因については，15章のコラム1（『ルワンダの予防医療の実際』）で述べていますが，脳・心血管疾患の予防の点から，ルワンダ人の食事について触れたいと思います．

ルワンダはアフリカで最も人口密度の高い国ですが，それは換言すれば，肥沃な土地に恵まれているということでもあります．ルワンダはもともと「千の丘の国」という意味ですが，実際に首都から郊外に出ると，なだらかな丘陵地帯が延々と続き，それらは見渡す限り耕作地になっています．収穫される野菜および穀物類は多様ですが，主食はバナナ，イモ類，とうもろこし，および米です．図1は，典型的なルワンダの伝統食（地元の人で賑わう食堂のランチメニュー）ですが，主食である炭水化物の割合が非常に多いことがおわかりいただけると思います．

加えて，ルワンダの人々はソフトドリンクを非常に好み，しばしば食事とともに摂取します．特に「ファンタ」は国内の辺境地域のどこに行っても手に入る飲料で，老若男女問わず好まれています（これは周辺のウガンダやタンザニアでも同様です）．ルワンダでは，「パーティーはファンタがないと始まらない」という表現があるくらいです．ファンタはボトル入りの同量のミネラル・ウォーターよりもずっと安価（半分くらい）で，「どうしてわざわざ高い金額で"何も入っていない水"を買うのか？」と現地の人に聞かれたことがあります（まさに"何も入っていない"からこそ買うのですが）．

ルワンダにおけるソフトドリンクの販売戦略は巧妙で，私が勤務していた首都の軍事病院にはときどき無料でソフトドリンクを配布するバスが来ていました．甘く，冷えたソフトドリンクの「清涼な」味を1人でも多くの人々に覚えさせるための巧妙なマーケティングです．おまけに水よりも安価なのですから，人々が好んで摂取する

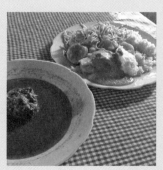

図1 パスタ，イモ，米にナッツのソースがかかった主食と牛の骨でとったスープ

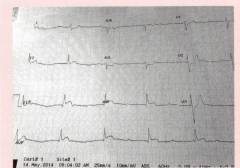

図2 胸痛を訴えてルワンダ軍事病院の内科救急部を受診した糖尿病と高血圧の既往がある患者の心電図所見．心臓カテーテルはもちろん血栓溶解療法も存在しないルワンダでは限られた薬剤による保存的治療しか提供できない．

のも無理はない気がします．

熱帯医学の成書を開くと，「熱帯に虫垂炎と虚血性心疾患は存在しない」と記載されているものがありますが，この見解は急速に変更を迫られつつあるような印象を受けます．高血糖の患者の割合はルワンダを含む周辺地域で成人人口の8%を超えており（15章のコラム1を参照），それにともない虚血性心疾患のケースに遭遇することも，実際のルワンダにおける2年間の臨床経験では珍しいことではありませんでした．これは，もちろん私が勤務していたのが，首都に2つしかない最重症患者を担当する公立の3次医療施設であったこと（sampling bias），虚血性心疾患を診断するための12誘導心電図をもっていたこと（reporting bias）なども関連しているかもしれません（図2）．しかし，食事内容を含む生活様式の改善が，ルワンダのような国でも予防医学の観点から重要性を増していることは明らかだといえます．

(青柳有紀)

　指導のコツとしては，「これなら明日からでもできるかな」と思うような改善を，具体的かつ数を絞って提示することです．食べる量を減らして，肉を減らして，野菜を増やして，間食をなくして…，など複数の行動を一気に変えることは一般的に不可能です．より詳しい行動変容の促し方は次のセクションでみていきますが，とにかく**すぐに実行できそうなこと**に着目することが大事です．

● **「食物のカロリー量」を可視化する**

　食生活の改善にあまり意識がいっていない人に使うと効果的なのが，どういった食事にどれくらいのカロリーが入っているのかを視覚的に表示することです．英語になりますが，Shapiro 医師[3] の本はよくできており，私も衝撃を受けました．

　例えば，マフィン半分と大きなボール 1 杯のブロッコリーが見開きいっぱいのページに実物大で描写され，それらが同じカロリー（200〜250 kcal）であることが示されることで鮮やかな対照が浮かび上がります．ほかにも，豆と野菜をふんだんに使った料理が大盛りになっている皿と，小ぶりなステーキ（100 g，約 300 kcal）が同じカロリーなど，予想以上に食材によって摂取カロリーが変わることが明白です．

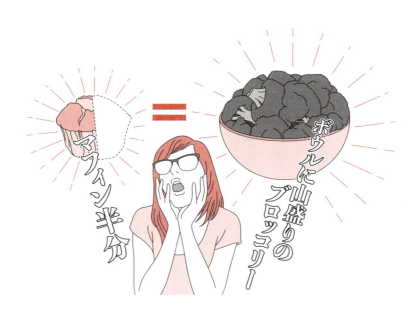

同様に，500 mL ペットボトルのコーラにどれくらい砂糖が入っているかをみせるため，コーラと 16 個の角砂糖（!）を並べて表示した有名なパンフレットがありますが，こちらも効果的なメッセージ伝達手法です．

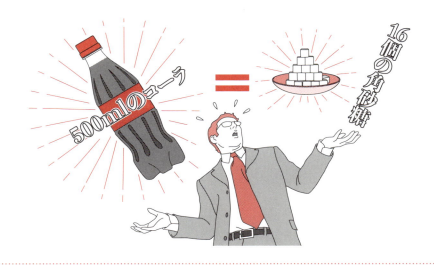

（反田篤志）

あめいろぐ Conference

1. 「健康的な食生活」は 4 つの要素で実現できる
2. 健康的な食生活の実現には「可視化」がキーワード

関連ブログはこちら

1. アメリカ健康志向とダイエット
   （http://ameilog.com/nanamatsumoto/2015/05/09/041523）
2. Seafood Diet？
   （http://ameilog.com/kananoshiro/2011/11/25/222908）

●文献

1) Thun MJ, Peto R, Lopez AD, et al. Alcohol consumption and mortality among middle-aged and elderly U.S. adults. N Engl J Med 1997；337：1705-14.

2) Arranz S, Chiva-Blanch G, Valderas-Martínez P, et al. Wine, beer, alcohol and polyphenols on cardiovascular disease and cancer. Nutrients 2012；4：759-81.

3) Shapiro HM. Dr. Shapiro's Picture Perfect Weight Loss：The visual program for permanent weight loss. Warner Books ed. New York：Grand Central Publishing；2003. p. 352.

4) Aune D, Keum N, Giovannucci E, et al. Whole grain consumption and risk of cardiovascular disease, cancer, and all cause and cause specific mortality：systematic review and dose-response meta-analysis of prospective studies. BMJ 2016；353：i2716.

5) Sacks FM, Bray GA, Carey VJ, et al. Comparison of weight-loss diets with different compositions of fat, protein, and carbohydrates. N Engl J Med 2009；360：859-73.

6) Food and Diet ［Internet］. Obesity Prevention Source. 2012.（https：//www.hsph.harvard.edu/obesity-prevention-source/obesity-causes/diet-and-weight/）

7) 津川友介．医療政策学×医療経済学［Internet］．医療政策学×医療経済学．（https：//healthpolicyhealthecon.com/）

8) Sofi F, Abbate R, Gensini GF, Casini A. Accruing evidence on benefits of adherence to the Mediterranean diet on health：an updated systematic review and meta-analysis. Am J Clin Nutr 2010；92：1189-96.

9) Shai I, Schwarzfuchs D, Henkin Y, et al. Weight loss with a low-carbohydrate, Mediterranean, or low-fat diet. N Engl J Med 2008；359：229-41.

10) Larsson SC, Wolk A. Meat consumption and risk of colorectal cancer：a meta-analysis of prospective studies. Int J Cancer 2006；119：2657-64.

11) Pan A, Sun Q, Bernstein AM, et al. Red meat consumption and risk of type 2 diabetes：3 cohorts of US adults and an updated meta-analysis. Am J Clin Nutr 2011；94：1088-96.

12) Salehi-Abargouei A, Maghsoudi Z, Shirani F, et al. Effects of Dietary Approaches to Stop Hypertension （DASH）-style diet on fatal or nonfatal cardiovascular diseases—incidence：a systematic review and meta-analysis on observational prospective studies. Nutrition 2013；29：611-8.

13) Aburto NJ, Ziolkovska A, Hooper L, et al. Effect of lower sodium intake on health：systematic review and meta-analyses. BMJ 2013；346：f1326.

14) Oparil S. Low sodium intake—Cardiovascular health benefit or risk? N Engl J Med 2014；371：677-9.

15) Rehm J, Mathers C, Popova S, et al. Global burden of disease and injury and economic cost attributable to alcohol use and alcohol-use disorders. Lancet 2009；373：2223-33.

3. 運動療法と生活習慣改善戦略

Don't compare yourself to others. Compare yourself to the person from yesterday.

他人と比べるな．昨日の自分と比べろ．

本音トーク① 運動習慣を作るには，できることからはじめるべし

　運動習慣が心疾患，脳血管疾患，がん，身体機能低下にともなう筋骨格系疾患など，幅広い疾患リスクを下げることは明らかになっています．では，どれくらい運動をすればよいのでしょうか…？

　一般的に，運動習慣の改善を勧めるときはWHOの推奨にも則り，1週間のうち5日，1回30分程度（週に150分程度）の汗をかく程度の運動がベストとお話しします．軽いランニング，**歩幅の大きいウォーキング**（**power walk**といいます），水中ウォーキングなど，大きい筋群を使う運動が効率的とされています．30分続けて運動する必要はなく，10分を3回など，ちょっとした時間を使って運動しても同等の効果が得られますので，空いた時間に少しずつ始めるよう話します．それと一緒に，骨量の維持・改善と骨折予防に効果が見込める筋力トレーニングを，1週間に1〜2回程度，1回につき15〜20分程度実施することをお勧めします．

　ただし，推奨量よりも少ない運動量でも，疾病予防効果は得られます[1]．運動量と疾病予防効果の間には一定程度までは直線的な相関関係が成り立ち，一定量以上の運動では予防効果が低減します（図1）．そして，運動強度が上がると予防効果は高まることがわかっています．したがって，まったく運動していない人であれば，週1回でも10分でもいいから運動を始めることをお勧めします．「何をどの程度推奨するか」は，本人の年齢，状態，基礎疾患にもよりますが，切迫流産，術後，心不全など，多くの場合適度な運動は状態を改善させることが明ら

30　第1部　予防医学

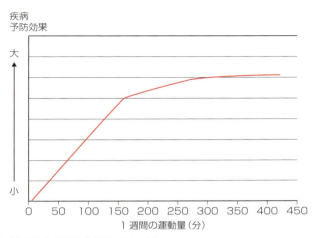

図1　運動量に対する疾病予防効果のイメージ

かになってきています．骨折直後など明らかな禁忌がある場合を除き，運動が推奨されるといえるでしょう．

●「明日からでもできる運動」をアドバイスすることが大事

　患者に与える具体的なアドバイスとしては，食事の場合と同様，「これなら明日からでもできる」と思える内容に落とし込むことが重要です．日々の生活の中で運動がどういう位置づけなのか，運動をするうえで何が障壁になっているのか，それを取り除くためにはどうしたらいいのか，どういった変化なら習慣の形成に落とし込むことができそうか，を患者と一緒に考え，具体策を練っていきます．

　さらに，運動量を増やすことは，体重や筋力の維持には効果的な一方で，ダイエット（体重減少）への効果は限定的であることにも注意が必要です．体重を減らすことを主目的とする場合，食生活にも踏み込んだ指導や介入が必要となります．

一方で，すべての人が必ず習慣的にしている食事とは違い，運動習慣の改善を強く勧めるべき人には，そもそも運動をする習慣がありません．したがって，運動習慣の改善は，行動変容という観点からはハードルが高いです．医師としてできることは，正しい知識を伝える，運動習慣をつける動機づけをする，運動したい場合にサポートを提供する（運動指示を書くなど）などですが，それだけでは実際の行動につながりにくいことも事実です．したがって，運動を促進するためには，運動しやすい環境を作るなど，より公衆衛生・行政的なアプローチが必要となります．

本音トーク2 「メタボリック・シンドローム」の臨床的有用性は低い

日本の定義によると，メタボリック・シンドロームは内臓脂肪の蓄積にともなう生活習慣病リスクを高める状態のことを指し，ウエスト周囲径が一定以上で，高血圧・高血糖・脂質代謝異常のうち2つを満たすことが診断基準になっています（表1）[2]．

実はこの定義，民族的な遺伝的差異もあることから，世界的に統一されたものではありません．そもそも，メタボリック・シンドローム自体に意義があるのか疑問が呈されており，アメリカでも（私自身も）日常の診療でメタボリック・シンドロームを用いていません．

高血圧，高脂血症，高血糖，内臓脂肪の蓄積が，心疾患や脳梗塞といった疾患リスクと関連していることには異論がありません．一方で，それらの集合を「症候群」として定義する必要があるのか疑問です．

その理由は以下の通りです．

表1 メタボリック・シンドロームの診断基準

必須項目	（内臓脂肪蓄積） ウエスト周囲径	男性≥85 cm 女性≥90 cm
選択項目 3項目のうち 2項目以上	1. 高トリグリセリド血症 　かつ/または 　低 HDL コレステロール血症	≥150 mg/dL <40 mg/dL
	2. 収縮期（最大）血圧 　かつ/または 　拡張期（最小）血圧	≥130 mmHg ≥85 mmHg
	3. 空腹時高血糖	≥110 mg/dL

文献2）より引用

---

1. それらの事象が独立して生じる場合が少なからずある
2. それらの事象が集合することによる相乗効果がない（単体リスクの総和が総合的リスクに過ぎない）
3. 「症候群」の治療戦略が，個々の事象に対する治療と変わらない

　臨床的視点には特に最後の1つが大事で，肥満を含んだ4つの要素すべてに食や運動を含む生活習慣改善が基本戦略となり，高血圧には降圧薬，高脂血症には高脂血症治療薬，高血糖には糖尿病治療薬が治療方針となりますから，必要に応じて個々の要素に診断名をつけたほうがすっきりします．あえていうとすれば，生活習慣改善が4つのリスク因子に広く効く（効果が大きい）という視点を入れることで，薬物治療よりも生活習慣への介入に重点を置くよう目を向ける効果はあるかもしれません．高血圧の診断＝降圧薬の処方とならないように，生活習慣の改善により主体的に取り組んでいく必要はあるでしょう．

本音トーク 3 常に適正体重を目指すべきとはかぎらない

　さて，少し話は変わりますが，健康のために最適な体重はどれくらいでしょうか．日本も含めて世界的に，

3. 運動療法と生活習慣改善戦略　　33

適正体重は BMI 18.5 以上 25 未満

とされています．一般的には，その体重範囲において生活習慣病などの疾病リスクが最も低くなると考えられています．一方で，数々のコホート研究では BMI 25 以上 30 未満のほうが心疾患の疾病リスクや死亡率が低くなるとも報告されています．日本のコホート研究でも，BMI 21〜27 の死亡率が最も低くなることが観察されています[3]．一方，BMI 18.5 未満や BMI 30 以上で死亡率が高いことは明らかです．そういったデータから，

- **肥満でも生活習慣病リスクが上がらない「代謝正常の肥満」がある程度存在するのではないか**
- **本当の適正体重範囲はもう少し高いのではないか**

という考えがあります．

これらのデータの解釈は実はかなり複雑です．というのも，体重はランダム化割り付けできるわけではなく，体重と疾病リスクや死亡の間には交絡因子が多く存在するためです．

● 交絡因子の前後関係を読み解け

例えば，70 歳の人がコホート参加時点で BMI 22 だったとします．体重は適正範囲のようにみえますが，この人が 3 年前までは BMI 25 で，体重が徐々に減っていたとしたらどうでしょうか．何らかの疾患の影響かもしれませんし，貧困による栄養失調リスクがあるのかもしれません．中年以降の体重減少は（明確に食事と運動でダイエットした場合を除き）死亡率を高めると考えられているため，恐らくこの方の死亡リスクは高めでしょう．

また例えば，コホート参加時点で BMI 25 の 70 歳の人が，若いころからアメフトで鍛えた筋肉量の多い大柄な方で，普段の運動も欠かしていないとしたらどうでしょう．筋肉は脂肪に変わりつつあるかもしれませんが，おそらく死亡リスクは低いでしょう．

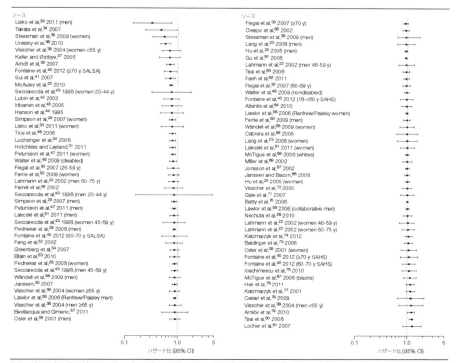

図2 Forest plot の例

文献 4) より引用

こういった近年の体重変化や基礎疾患などを含めてリスク調整をかけることで交絡因子の影響を統計的に取り除く努力はできますが，限界があります．

JAMA に 2013 年に掲載された Flegal ら[4]の論文をみると，その限界が明確に浮かび上がります．この論文では体重と総死亡率の関連性を調べたコホート研究を集めたシステマティック・レビューとメタ分析を実施していますが，各コホート研究の結果をみると，過体重（BMI 25～30）の場合に死亡率が上昇するのか低下するのか，一貫した答えは明らかではありません．あるコホートでは死亡率上

昇が観察され，あるコホートでは死亡率低下が観察され，それらの結果はバラバラです．そのばらつき具合をみる方法には2つあります．1つは，フォレストプロットの各コホートのエラーバー（95%信頼区間）をみて，それらが重なり合う範囲が少ない（各コホートで信頼区間が被っていない）場合，ばらつきが大きいと判断できます．もう1つは，表の中のI^2という値をみることです．I^2は0～100（%）の範囲で表示されますが，これが75以上だとばらつきがかなり大きいことを示唆します．I^2が75を超えると，そもそもコホートそれぞれが別の集団をみている可能性があり，メタ分析をして統一的な数値〔**ハザード比 (hazard ratio)** など〕を出すことの妥当性が問われることになります．Flegalら[4]の論文でも，患者対象を65歳以上に限定した場合を除き，おおむねI^2が75を超えています．この場合，メタ分析の結果が真の値に近づいているという保証はありません．

　ではこのような場合，どういう解釈をするべきなのでしょうか．本来的には，コホート研究の中で最も適切にデザインされたものを選び，その結果をみて判断することです．その場合，細かくなりますが，対象患者基準，除外基準，比較対象群ごとの同質性，BMIや死亡という元データの正確性，リスク調整の妥当性，フォローアップの長さや完遂率といった要素をみていくことになります．例えば，Flegalら[4]の中に含まれているWhitlockら[5]のLancetの論文では，最初の5年間の死亡を取り除くことで**逆の因果関係 (reverse causality)** の影響（何らかの疾患が体重に影響を与えている可能性）を除去しようと試みており，これは目的を考えれば正しい操作と考えられます．そしてWhitlockら[5]は，BMI 22.5～25の人が最も死亡率が低いと結論づけています．

　私の解釈はWhitlockら[5]に近く，おそらく最も健康的なBMIは22～25の範囲であり，それ以上のBMIは，特に若年から中年において疾患リスクや死亡リスク上昇につながると考えています．ただし，65歳を超えてくるとBMIの値そのものが疾病リスクに与える影響は小さくなり，日本人の高齢者においては，恐らくBMI 26～27程度までは死亡リスクに影響しないのではと考えます．逆に，高齢者においてはBMIを適正範囲（25以下）に戻すよりも，現状の体重を維持しつつ運動により筋肉量を維持することが，疾病リスクの最小化に重要と考えています．

36　　第1部　予防医学

コラム ❶ 肥満は心不全死亡率を下げる！？

予防医学的にはちょっと流行った **obesity paradox（肥満のパラドックス）** という概念があります．

これは，例えば心不全の患者において，肥満の患者のほうが非肥満の患者よりも長生きするという観察から得られる「肥満はある患者群においては死亡率を下げるのではないか」という仮説です．この件については疫学の専門家とも話したことがありますが，基本的にここでみている相関関係は選択バイアスに起因しており，肥満が健康によい影響を与えているわけでありません．

非肥満患者の死亡率が低くなるのは，まず「心不全」など疾患で患者群を切り出し，その中で肥満群と非肥満群に分けることで，両群の間に「数値化できないバイア

ス」が入り込むことが原因です．例えば，そもそも心不全になるにはいろいろな原因があり，肥満でもないのに心不全になった患者は，それ以外の遺伝的要素や心臓の構造的異常など何らかの危険因子（現時点で明らかになっていないものを含む）をもっています．一方，肥満で心不全になった患者は，肥満という危険因子をすでにもっていますので，それ以外の危険因子をもっている確率は相対的に低くなります．

臨床的にいえば，肥満でない心不全患者のほうがそもそも「高リスク」なのです．同程度の進行度の心不全患者が 2 人いるとしたら，痩せている患者のほうが高リスクであり予後も悪そうというのは，おそらく直観的にわかるのではないかと思いますが，いかがでしょうか．

(反田篤志)

本音トーク ❹ そもそも外来で肥満を解決するのは難しい

肥満に対して外来でできることは確かに限られています．食生活，運動へのアドバイスはできても，本人の生活に直接介入できるわけではありません．時間をかけて説明することへの効果がみえにくいことも課題です．では，忙しい外来の中で，肥満に対して医師が本当にすべきことはあるのでしょうか．

アメリカ予防医学専門委員会（US Preventive Services Task Force：USPSTF）は医師に対して，肥満を対象にした以下の予防的介入の実施を推奨しています．

3. 運動療法と生活習慣改善戦略　　37

1. すべての患者において肥満をスクリーニング（BMI をチェック）し，肥満患者に対して集中的かつ複合的な行動変容プログラムへの参加を勧める，もしくは紹介する
2. 肥満や過体重かつ心疾患のリスク因子がある患者に対して，食生活と運動を中心とした生活習慣改善を促す集中的な行動変容プログラムへの参加を勧める，もしくは紹介する

　どちらにおいても，**医師が生活習慣改善に対する介入を外来で実施すべき，と書いていないところがミソ**です．本質的には，限られた時間の中での短いアドバイスでは生活習慣を変えるのは困難であり，それに対して医師の外来時間を費やすのは得策ではありません．したがって，医師がすべきとされているのは，きちんと肥満の患者を拾い上げ，患者に対して「肥満なので生活習慣を改善すべき」ことを伝え，さらに生活習慣を変えるためのツール（ここでは集中的な行動変容プログラム）を紹介してあげることです．肥満に対する行動変容プログラムは数週間〜数カ月の長さで，行政やコミュニティ，NPO，保険者，医療機関などが提供しています．

　日本においても，**外来における医師の役割は，患者に気づきを与え，知識を提供し，ツールのありかを教えること**だと思います．異なるのは，系統だった行動変容プログラムが整備されていないことが多く，提供できるツールが少ないことではないでしょうか．特定健診受診者を対象にした特定保健指導，一部の保険者が実施している行動変容プログラムはありますが，外来に来る患者が受けられるプログラムは限られています．そのような状況では，自前の生活習慣改善プログラムを立ち上げることも 1 つの手になります．「生活習慣病外来」という外来名をみることが増えましたが，医師と看護師，栄養士といったチームでプログラムを作り，外来での指導を通じて総合的な生活習慣改善に取り組むクリニックが今後も増えることが期待されます．

本音トーク 5 外来での「動機づけ面接」でSMARTな生活習慣指導を

とはいえ，そのような包括的なプログラムを個々のクリニックが準備して提供するのは大変です．効果が限定的でも，できる範囲で外来の中で生活習慣指導を実施していく必要はあるでしょう．

ここでは，その有効な手法の1つとして，**動機づけ面接（motivational interviewing）** 技法に基づくやり方を紹介します．動機づけ面接は，特に依存症の治療で用いられる，行動変容を促す際に活用されるカウンセリング技法です．画一的なやり方は存在しませんが，大まかにいって以下のように特徴づけられます．

1. 行動変容に向けた動機は，患者自身の内面から発せられる
2. 患者自身が行動変容における葛藤を発見し，それを乗り越える解決策を導き出す
3. 治療者（医師）は，患者自身が解決の糸口を発見する手助けをする

動機づけ面接が成り立つためには，行動変容をしたいという希望を，患者自身が内面的に抱えていることが必要です．もっとも「普段の生活を変えるつもりはない」という患者も，本心ではよりよい生活習慣を送りたいものの諦めている，という場合が多く，うまく本心を引き出せば適切な行動変容介入につなげることは可能です．動機づけ面接では，医師は患者に対して「こうすればいいですよ」とアドバイスをしたり，「こうすべきではないでしょうか」と提案したりすることは極力避けます．その代わり，「あなたはどう考えますか？」「今おっしゃったことに関してもう少し話してください」と，相手の考えや意見をより深掘りして聞くことに注力します．

**患者から「先生はどう思いますか？」と聞かれても，
自分の意見をいうのはグッと堪え，**

3. 運動療法と生活習慣改善戦略　39

「○○さんはどうお考えですか？」と逆に返します

患者の考えが明らかになって，かつ患者が自分自身で解決の糸口を積極的に探すためのツールとして医師の意見を求めている段階になって，初めて助言をしていきます．患者が自らの葛藤に向き合って，かつ自分の頭で考えることで，医師と一緒に導き出した解決策を自分のこととして捉え，自らの行動を変えていけるようになります．

● 目標設定「SMART」でさらなる行動変容を促す

外来の中では，動機づけ面接技法を使いながら，以下のようなステップを踏んで行動変容を促していきます．

---

1. 普段の習慣を明らかにする
2. 本人が達成したい習慣を明らかにする
3. 普段の習慣と達成したい習慣のギャップを埋めるための阻害因子を明らかにする
4. 普段の習慣の中で，改善できる箇所を明らかにする（3つまで）
5. それをどう改善するか計画を立てる
6. 計画に対するコミットメントを求める

1～3を通して，患者自身の現状認識を高めます．目標と現状のギャップが大きく，数々の阻害因子（運動する場所が近くにない，料理をするのが面倒など）がある場合，多くの人はこの段階で「生活習慣を変えるのは大変だから…」と諦めがちです．そこで，ステップ4で「今の自分でもできそうなこと」を改善項目として患者自身に考えてもらいます．実効性を担保するため，改善項目はどんなに多くても3つまでです．そして，それをSMARTな実行計画に落とし込みます．

SMARTは

Specific（具体的な）
Measurable（測定可能な）
Achievable（達成可能な）
Relevant（意義のある）
Time-bound（時間制限のある）

の略で，あらゆる目標設定において重要な考え方です．例えば，「毎日体重を測る」が改善項目としたら，それをより具体的に「今日から1カ月間，毎日お風呂上がりに体重を測り，それを記録する」と具体化し，「次回外来にもってきてもらう」ことを約束してもらいます．この場合は当然，次回外来時に体重表をチェックします．約束通り毎日計測していた場合は感謝の意を伝えることで行動変容を強化し（reinforcement），継続を促すか，もしくは次の改善項目を探し出してさらなる行動変容につなげていきます．

慣れてくると上のステップすべてを回してもそんなに時間はかかりません．介入する生活習慣と改善項目を1つに絞れば，5〜10分で終わりますし，1回の外来ですべてのステップを完了する必要はありません．医師としても「できることから始めてみる」ことが肝要でしょう．

本音トーク **6** 生活習慣改善戦略の「プラスα」

生活習慣の改善は患者個人の医学的な問題にとどまりません．生活習慣は個人を超えて，家族，友人，地域，社会の中で形成され，お互いがお互いに影響を及ぼします．2007年のNEJMで報告されたChristakisら[6]の論文では，肥満は社会的ネットワークを通じて「感染症のように」広がることが明らかになっています．すなわち，生活習慣を本質的に改善するためには，集団に対する公衆衛生学的なアプローチが欠かせません．

日本における「食育」や「1日1万歩」などは典型的な啓発活動です．アメリカ

3. 運動療法と生活習慣改善戦略　41

でも学校給食の改善を通じて子どものうちから健康的な食生活習慣をつけようという「食育」活動が盛んになっています。自転車レーンを整備し、自転車での移動を奨励しているのはオランダが有名ですが、アメリカでもミネソタ州などが「自転車フレンドリー」な州として知られています。イギリスでは、政府が加工食品企業と協働し、加工食品に含まれる塩分量を徐々に下げ、国民1人あたりの食塩摂取量を下げた事例が有名です。

こういった公衆衛生学的アプローチは、多くが複合的に実施されるため、1つひとつの活動の効果は必ずしも明確ではありません。また（主に経済的な）効果の出現に時間がかかるため、「無駄な支出」として財政難の政府や自治体においては削減される傾向にあります。もちろん、きちんとしたエビデンスに基づく計画立案と実施、および政策評価が強く望まれる一方で、特に健康にかかわる施策においては、短期的な効果を求めるのではなく、中長期的な視野に立った息の長い活動が必要です。

また，ここ最近注目されているのが、行動経済学の知見を活かしたアプローチです。行動経済学は「必ずしも人間は理性的な判断をしない」という現実的な観察に基づき、従来の経済学的な「損得勘定」だけではない人間の行動原理とその結果を明らかにすることを目的とします。

行動経済学では、例えば以下のような要素が行動に影響を与えることが明らかにされています。

1. 選択肢の提示方法
2. データのモニタリングとフィードバック
3. インセンティブ構造
4. チーム化

1. 選択肢の提示方法

選択肢はデフォルトのセッティングの違いで opt-in と opt-out に分かれます。

42　第1部　予防医学

- opt-in：同意や参加に「チェックを入れる」などの行動が必要になるもの
- opt-out：デフォルトで同意や参加にチェックが入っていて，不同意にするためには「チェックを外す」といった行動が必要になるもの

です．臓器提供意思表示は日本では opt-in ですが，フランスやポルトガルでは opt-out であり，これらの国では臓器提供への同意率が 95 ％を超えています． opt-out は特に「社会的には正しく，本当は同意しようと考えているが，何となく自らチェックを入れるのはためらわれる，もしくは面倒」という状況において効果的，かつ有益なデザインになります．

2. データのモニタリングとフィードバック

　ダイエットアプリの Weight Watchers など，数多くの生活習慣改善アプリがこの効果を活用しています．食べた食事のカロリーや体重変化，運動量や消費したカロリーといったデータが可視化され，それが日々フィードバックされると，生活習慣の変化による効果を実感できるようになり，改善を継続する効果的なインセンティブとなります．

3. インセンティブ構造

　行動変容を促す最も強いインセンティブ設計は，「行動を起こさないとすでに手に入れたものを失う方法」だと考えられています．Pact というアプリでは，最初に自らの食生活や運動のゴールを設定します．それを達成できないと，Pact 上の健康目標を達成したほかのメンバーにお金を支払います．「自分のお金」というすでに手に入れているものを失うリスクを負うことで，行動変容へのモチベーションが増す仕組みです．これは，「何かを達成するとお金がもらえる」といった正のインセンティブ設計よりも強力であるとされています．禁煙においてこれを実証したのが Volpp ら[7] ですが，課題としてはインセンティブがもたらす長期効果です．一般的に，インセンティブが与えられなくなると行動が元に戻ってしまうことが知られており，行動変容を定着させるためには，何らかの仕組みが追加的に必要です．

4. チーム化

　運動アプリやイベントなどでよく使われますが，仲間を作ってチームで競わせ

3. 運動療法と生活習慣改善戦略　43

る，もしくは結果に連帯責任を負わせる（チーム全員が目標をクリアしたときにのみ報奨を得られるなど）ことで，健康行動を促します．「仲間によるよい意味でのプレッシャー」は，糖尿病患者の生活習慣改善プログラムや禁酒を助ける**AA（alcohol anonymous）**の活動においても活用されており，継続的な効果をもたらしえます．

　生活習慣病は社会的に喫緊な重要課題であり，こういった最新知見を活用した公的・民間アプローチが試みられています．ただし残念なことに，行動変容に革新を起こせると考えられたウェアラブルデバイスも，ランダム化比較試験（RCT）では従来のアプローチ以上に効果をもたらさなかったことが報告される[8]など，データやテクノロジーを使った食生活や運動促進には限界がある可能性も出てきています．

　今後，生活習慣改善のための真に革新的なアプローチは出現するのでしょうか？　出てくれば御の字ですが，私はそこに期待するよりも，今できることを地道に実行していくほうが重要ではないかと考えます．医師としては目の前にいる患者に対して諦めず介入し続けることが，人々の健康習慣を改善する確かな道でしょう．
（反田篤志）

あめいろぐ Conference

1. 「私にもできる」「明日からでもできる」ことから始める運動習慣
2. 遺伝的差異や発症形態的にみても「メタボリック・シンドローム」の定義はナンセンス
3. 最適体重はやはり BMI 22〜24
4. 外来では肥満の根本的治療は難しい
5. 「動機づけ面接」を活用して外来での時短生活習慣指導を実現する
6. 生活習慣を改善するほかの方法いろいろ

あめいろぐ　関連ブログはこちら

1. 3人に1人が肥満　普及する減量手術─内側から見た米国医療 28
　（http://ameilog.com/atsushisorita/2016/08/31/051833）

●文献

1) Arem H, Moore SC, Patel A, et al. Leisure time physical activity and mortality：a detailed pooled analysis of the dose-response relationship. JAMA Intern Med 2015；175：959.

2) 厚生労働省 e-ヘルスネット（https://www.e-healthnet.mhlw.go.jp/information/metabolic/m-01-003.html）

3) Sasazuki S, Inoue M, Tsuji I, et al. Body mass index and mortality from all causes and major causes in Japanese：results of a pooled analysis of 7 large-scale cohort studies. J Epidemiol 2011；21：417-30.

4) Flegal KM, Kit BK, Orpana H, et al. Association of all-cause mortality with overweight and obesity using standard body mass index categories：a systematic review and meta-analysis. JAMA 2013；309：71-82.

5) Whitlock G, Lewington S, Sherliker P, et al. Body-mass index and cause-specific mortality in 900 000 adults：collaborative analyses of 57 prospective studies. Lancet 2009；373：1083-96.

6) Christakis NA, Fowler JH. The spread of obesity in a large social network over 32 years. N Engl J Med 2007；357：370-9.

7) Halpern SD, French B, Small DS, et al. Randomized trial of four financial-incentive programs for smoking cessation. N Engl J Med 2015；372：2108-17.

8) Jakicic JM, Davis KK, Rogers RJ, et al. Effect of wearable technology combined with a lifestyle intervention on long-term weight loss：the IDEA Randomized Clinical Trial. JAMA 2016；316：1161-71.

9) WHO. Global recommendations on physical activity for health［Internet］.（http://www.who.int/dietphysicalactivity/publications/9789241599979/en/）

10) Gebel K, Ding D, Chey T, et al. Effect of moderate to vigorous physical activity on all-cause mortality in middle-aged and older Australians. JAMA Intern Med 2015；175：970.

11) Kramer CK, Zinman B, Retnakaran R. Are metabolically healthy overweight and obesity benign conditions？：A systematic review and meta-analysis. Ann Intern Med 2013；159：758-69.

12) Nordström P, Pedersen NL, Gustafson Y, et al. Risks of myocardial infarction, death, and diabetes in identical twin pairs with different body mass indexes. JAMA Intern Med 2016；176：1522-9.

13) Veronese N, Cereda E, Solmi M, et al. Inverse relationship between body mass index and mortality in older nursing home residents：a meta-analysis of 19,538 elderly subjects. Obes Rev 2015；16：1001-15.

14) Saito I, Konishi M, Iso H, et al. Impact of weight change on specific-cause mortality among middle-aged Japanese individuals. J Epidemiol Community Health 2009；63：447-54.

15) Hainer V, Aldhoon-Hainerová I. Obesity paradox does exist. Diabetes Care 2013；36：S276-81.

16) Butryn ML, Webb V, Wadden TA. Behavioral treatment of obesity. Psychiatr Clin North Am 2011；34：841-59.

17) Armstrong MJ, Mottershead TA, Ronksley PE, et al. Motivational interviewing to improve weight loss in overweight and/or obese patients：a systematic review and meta-analysis of randomized controlled trials. Obes Rev 2011；12：709-23.

18) Thorgeirsson T, Kawachi I. Behavioral economics：merging psychology and economics for lifestyle interventions. Am J Prev Med 2013；44：185-9.

4. 禁煙指導とその有効性

It is easy to quit smoking. I've done it a thousand times.

―― *Mark Twain*（1835〜1910 年）

タバコをやめるのは簡単だ．私なんて 1,000 回以上禁煙している．

2015 年の Global Burden of Disease（GBD）調査[1]によると，日本の **DALY（disability-adjusted life year，生涯調整生存年数）***の約 8％は喫煙によるとされ，食生活（12％），高血圧（9％）に続き 3 番めに大きなリスク因子となっています．

健康寿命や QALY（quality-adjusted life year，15章参照）の最大化を目的とする予防医学の観点からみると，日本は食生活に関しては世界でもトップレベルの健康国家ですが，ことタバコに関しては残念ながら後進国といわざるをえません．女性の喫煙率はアジア全体の傾向として低めの約 8％ですが，男性の喫煙率は 32％と OECD 平均（約 24％）よりかなり高いです．政策的にも臨床的にも禁煙促進策が十分に取られていないのが現状です．

その背景には，「タバコは嗜好」「喫煙は個人の責任」という通念が影響しているように思えます．しかしながら，タバコは本当に個人の嗜好問題に帰着できるのでしょうか…？　私はそうは思いません．なぜそういえるのか，簡単にまとめてみます．

---

*病的状態，障害，早死により失われた年数を加算した総合的な疾病負荷を示す．**早死にすることによって失われた年数（YLL，years of life lost）**と，**障害を有することによって失われた年数（YLD，years lost due to disability）**を足すことで算出される．

46　第 1 部　予防医学

本音トーク ① 喫煙は個人の問題じゃない 「社会全体の問題」

この問いには3つの視点があると思うので，分けて考えます．

> 1. 受動喫煙（他人に対する影響）の視点
> 2. 喫煙者本人の健康に対する視点
> 3. タバコそのものの性質に対する視点

1. 受動喫煙（他人に対する影響）の視点

　受動喫煙は周囲の人の健康リスクを高めることが明らかになっています．国立がんセンターの研究[2]では，主に家庭，その中でも配偶者の受動喫煙により，肺がんリスクが約1.3倍に上昇することが示されています．これは海外の研究とも相違のない結果です．また，同様のレベルの（毎日に近い曝露の）受動喫煙により，心疾患や脳梗塞のリスクは1.2〜1.3倍に増加し，さらに小児の喘息発作や中耳炎，乳児の乳幼児突然死症候群（sudden infant death syndrome：SIDS）のリスクも増加します．

　基本的に，これらのリスクは曝露量に比例して増加するため，居酒屋で隣の席の人が吸っていたからといって，同様のリスクはありません．ただし，多くの有害物質と同様「この量までなら曝露しても大丈夫！」という限界が明確にあるわけではなく，避けられるものなら避けるに越したことはありません．他人の健康への影響を考えると，受動喫煙があるかぎり，喫煙は本人だけの問題とはいえません．

2. 喫煙者本人の健康に対する視点

　いうまでもなく，タバコには数百種類もの有害物質が含まれており，喫煙はさまざまな疾病リスクを大きく上昇させます．国立がんセンターの井上ら[3]の研究では，日本のがん死亡の約23%が（本人の）喫煙に関連すると推計されています．「本人の健康であれば問題ないじゃないか」という意見もあるかと思いますが，

議論になるのは，

タバコを吸っていて健康を害した場合の医療費負担

です．基本的に，日本（および海外諸国）ではタバコに関連する疾病は公的医療の対象になり，その費用は国民全体で負担することになります．したがって，喫煙に関連した疾病は「社会全体の問題」ともいえます．

　これをもってして，「喫煙による疾病は保険給付の対象とすべきではないのでは…？」という意見も聞かれますが，倫理的な問題もさることながら，原因と結果の関連性の問題（大抵の場合，1つの原因で疾患が起こることはむしろ稀です），健康を害した喫煙者のみが罰せられる問題（ヘビースモーカーで健康な人もたくさんいます）があり，効果的な施策ではありません．医療は直線的かつ排他的な因果関係が成立することが稀であり，結果責任を負わせるシステム設計は本質的にうまくいかないのです．むしろ喫煙者全員に行為責任を負わせる設計（タバコ税を上げるなど）のほうが制度としては適切です．同様に，アメリカのオバマケアでは，疾病による加入制限や保険料の変更を認めなかった一方で，喫煙者に対しては高い保険料を課すことが許されています（喫煙していると保険料は高くなるが，喫煙者が肺がんになっても保険料はきちんと支払われる）．

3. タバコそのものの性質に対する視点

　私が個人的に最も大事だと思うのは，この視点です．タバコの中に含まれる依存物質はニコチンですが，

**ニコチンの依存性は，数ある身体依存物質の中でも
ヘロインやコカインと並ぶ最強クラス**

です．タバコを吸ってからニコチンが血中に入り，わずか数秒で脳にあるアセチルコリン受容体と結合して頭がすっきりするなどの「効果」をもたらします．タバコを吸うことで瞬時に効果を得られる即効性がその依存性を高め，個人の意思ではどうにもできない欲求を生み出し，どんなに「意志の強い」人にとっても禁煙が難しいゆえんとなります．

喫煙を始めるきっかけも，友人・家族といった周りの人の影響が大きく，これは特に若年者で顕著です．喫煙の継続においても周囲の影響は大きく（職場の人に喫煙所に誘われるなど），**2章**，**3章**の肥満と同様，まさに「感染症のように」人的ネットワークを伝って広がるのです．喫煙を始めるのが周囲の影響，やめるにやめられないのが身体依存の仕業だとしたら，その行動を「個人の責任」とするのはあまりに酷というものではないでしょうか？

本音トーク 2 禁煙を進めるキーワードは「増税」と「公共空間禁煙」

タバコ会社は映画やイベント，CM を使い，特に若者や子どもを対象に「タバコはクール」というイメージを広め，かつ（多くのエビデンスが蓄積していたにもかかわらず）1990 年代まで「タバコの健康被害は立証されていない」という立場を崩さずにいました．しかし，1994 年にミネソタ州がフィリップモリス社を訴えた訴訟において，「喫煙における健康被害を認識していたにもかかわらず，それを隠ぺいして消費者に正しい情報を伝えてこなかった」という事実が明らかにされ，数千億ドル以上の罰金を含む調停が下されました．この結果は「タバコ政策における歴史上最大の勝利」と呼ばれ，これを期に，アメリカでは多くのタバコ関連政策が実現してきました．

こういった歴史からもみて取れるように，タバコ産業が及ぼす影響に対して個人はあまりに非力であり，個人の意思決定を後押しする施策（禁煙補助など）にはおのずと限界があります．したがって，タバコ関連疾病予防を効果的に進めるためには，国などによる公衆衛生アプローチが必須なのです．

数ある施策の中で，タバコ関連疾病予防に最も有効なのは，次の 2 つです．

> 1. タバコ税の増税
> 2. 公共空間での禁煙

4. 禁煙指導とその有効性　49

どちらも非常にコスト効果が高いことが知られていますが，日本は諸外国と比べてこれらの取り組みが遅れています．タバコ 1 箱あたり 1,000 円はするイギリスやカナダと比べると，日本の 400 円台はずいぶん安いように思えます．また，諸外国では公共空間の禁煙（主に室内や建物内）が一般的になっており，レストランやカフェなど多くの場所でタバコの臭いがする（分煙すらきちんとなされていない）日本の現状は，むしろ珍しいと考えます．エビデンスレベルが高く，コスト効果に優れ，かつ人々の健康に資することが明らかなこれらのタバコ施策は，予防医学的観点からは最優先に取り組むべき領域といえるでしょう．

本音トーク3　医師による禁煙指導を成功に導く「5A」

公衆衛生的な施策に加え，医師が患者個人に対してできる介入も重要です．

患者へのアプローチとしては，ズバリ **5A** が有効です．すなわち，

---

1. Ask：すべての外来で患者の喫煙状況を聞く
2. Advise：明確かつ具体的に禁煙を勧める
3. Assess：禁煙に対する患者の動機および行動変容への意欲を評価する
4. Assist：禁煙への動機や意欲のある患者に対して，カウンセリングや禁煙治療の情報を提供する（より重点的な介入では，詳細な依存の評価と禁煙計画の立案，薬物療法の提供を含む）
5. Arrange：次回の外来予約に加え，必要に応じて地域のサポートプログラムや専門医へ紹介を行う

　この中でおそらく**最も重要なのは「Ask」**であり，「患者が喫煙しているかどうか…」をきちんと把握し，喫煙を重大な健康リスクと捉えることです．問診票に喫煙に関する項目がある場合が多いと思いますが，この部分は確実にプロトコール化してすべての患者を同じ質問でスクリーニングできるようにしておくべきです．

50　第 1 部　予防医学

そして「**Advise**」では，「医者としては禁煙を強くお勧めします」というメッセージを（もちろん個別事情に照らし合わせてニュアンスを変えながら）明確に伝えることが重要です．「人それぞれですからね…」といったお茶を濁すようないい方は，「やめたいけれどやめなくてもいいかな…」と考えている人に対して「あの医者もああいってたし…」という心理的な保証を与えるため，望ましくありません．

　禁煙への興味や意欲がある患者には「**Assist**」が効果的で，カウンセリングや薬物療法を含めた治療介入を行っていきますが，日本においては自費でできるニコチン補充療法や，専門外来の情報を提供するのが現実的でしょう．

　できれば1回の外来ですべてのステップを踏むのが望ましいですが，時間がない場合は複数回の外来に分けても構いません．また，これらは入院患者においても同様のアプローチを取ることができます．

　たとえ短時間でも，これらのステップを医師が踏むことは患者の禁煙促進に対して効果があると考えられます．すなわち，「あなたの健康において禁煙は非常に大事であり，私はそれを気にしていますよ」というメッセージを繰り返し伝えることが重要なのです．

　日本では禁煙治療が保険適応となる禁煙外来の門戸がかなり狭く，一般外来における禁煙指導が十分実施されているとはいえません．禁煙指導の重要性および高い費用対効果を考えると，今後は禁煙指導がより広く実施される仕組みを作り上げること（保険適応を広げる，禁煙プログラムを拡充するなど）が望まれます．

本音トーク**4** 「cold turkey で一気に禁煙」がベストな禁煙法

　禁煙に興味のある患者さんからよく聞かれるのが，一気にやめるのがいいのか，徐々にやめるのがいいのか，という質問です．

4. 禁煙指導とその有効性　　51

一般的には，「cold turkey」といわれるやり方，すなわち

禁煙する日を決めて一気にやめる方法

が勧められます．ランダム化比較試験（RCT）においても，タバコの本数を徐々に減らしてやめる方法と比較した場合，一気にやめる方法のほうが禁煙成功率が高まることが示されています[4]．

　この場合，まず患者の「禁煙開始日」を明確にし，それにコミットすることを勧めます．具体的には，家族や周囲の友人・同僚に「禁煙の意思」と「禁煙開始日」を明確に伝えてもらい，彼らのサポートを得るよう強く勧めます．特に，職場の同僚からタバコを誘われる人には，職場の同僚の理解と協力を得ることが禁煙成功へのカギとなります．禁煙前日にはタバコにかかわるすべての品（余っているタバコ，ライターなど）を捨ててもらいます．その際には，「最後の1本」を吸ってお別れの儀式をしてもらうとよいでしょう．家の中にカートン買いをしてしまってある場所（場合によっては隠し場所）があれば，そこにあるタバコも含めて「本当にすべて」を捨ててもらうことが必須です．このときに「もったいない」という気持ちが残っていて捨てきれなければ，「ほぼ間違いなく失敗する」と伝えることが大事です．

　そして，禁煙後にやってくる離脱症状と陥りやすいピットフォールについて，明確に伝えます．それがどの時間軸でどのようにやってくるかを事前に理解しておくことは，辛い症状を乗り越えて禁煙を成功させるうえでは非常に重要です．実際にカウンセリングを行う際には，パンフレットなどを準備して患者に渡すことが多いですが，おおむね以下のように症状が現れます．

- 数時間以内：体がニコチンを欲し，落ち着かなくなります．「もう1本くらい最後に吸ってもいいのでは…」という考えが何度も頭をもたげます
- 1〜3日：離脱症状のピークがやってきます．イライラ，集中力の低下，頭痛，不安が波状にやってきて，「タバコを吸えば症状が治まる」という考えに何度も決意を崩されそうになります
- 4〜7日：離脱症状は徐々に終息しますが，手先（や口元）の寂しさを感じ，タバコを吸ったときの感覚が思い出され，なんとなくタバコに手を伸ばしたくなります．一方，喫煙するたびに感じていた「集中力の高まり」や「リラックス」は単に離脱症状からの回復だったことが実感できるようになります
- 7〜30日：時折思い出したように急に，抗えないくらいにタバコを欲することがあります．禁煙できたことに自信がもてるようになり，「1本くらい吸ってもまたすぐやめられる」と考えるようになります．禁煙への意思が弱まり，また喫煙してしまうリスクが高い時期です
- 30日以降：ニコチンを欲する症状が自然に出ることは少なくなりますが，飲み会やタバコのにおい，同僚からの誘い，ストレスといったきっかけにより再発する可能性が長期間（長い場合は数年）続きます

　これらの時系列を頭に入れると，思ったより離脱症状は長く続かない（3日頑張ればなんとかなる！）ことが理解できます．一方で，その期間を乗り越えたとしても，また簡単に喫煙を再開してしまうリスクも理解できます．そのうえで，具体的な再発リスクとその対処方法（例：喫煙者の職場の同僚と飲み会に行ったときにどう対応するか，など）を一緒に考え，禁煙計画を立てることが重要です．

本音トーク ５　禁煙治療は主にパッチとガムの併用療法

　ニコチンの身体依存は非常に強力であり，本人の意思だけで離脱症状を乗り越えるのは至難の業です．カウンセリングや禁煙プログラムも効果がありますが，

4. 禁煙指導とその有効性　　53

それに加えて薬物療法を使うべきです.

　最も一般的に使われるのが，ニコチン製剤による補充療法です．日本ではパッチとガムが市販薬で売られています．もともと吸っている本数にもよりますが，1日10本以上吸うようであれば,

コラム ❶ 電子タバコはタバコ消費量低減の救世主!?

　電子タバコ (e-cigarette) は，電気でニコチンなどの成分を蒸気化するタバコに形を似せた機械で，使用者は煙ではなく蒸気を吸い込みます．執筆時点（2017年）の日本では蒸気にニコチンを含むことは許可されていませんが，欧米ではニコチンを含んだものが市販されています．この電子タバコをどう位置づけるべきか，論争が続いています．

　電子タバコには，タバコに含まれる（発がん物質など）各種の有害物質がほとんど含まれていないので，比較的安全性が高く，喫煙者が電子タバコに移行することで健康被害を減らせると考えられています．また，2013年に Lancet に発表された論文[5]では，電子タバコはほかのニコチン代替療法と同程度の禁煙効果の可能性が示唆されています．さらに，ほかの代替療法と異なり，「タバコを手にもち，口に入れて吸う」という習慣化された行動に似せることができるため，禁煙者に「口寂しい」という感覚をもたらしにくい可能性があります．

　一方で，電子タバコにはさまざまな懸念があることも事実です．特に，「健康的なタバコ」のイメージを消費者に与えること

で，若者がタバコへの入り口として使用する可能性があり，実際に，そのような販促活動も行われています．もちろん，ニコチンが含まれているため，タバコと同様ニコチン依存症を起こします．電子タバコを試した若者がニコチン依存症になり，タバコへ手を伸ばす可能性もあるため，予防医学の観点からは，電子タバコをタバコと同様に規制すべきとの声もあります．

　私自身は，電子タバコは「タバコ」とは違う規制が必要と考えます．というのも，電子タバコがタバコと同様の健康被害をもたらす可能性は非常に低いからです．私はむしろ，電子タバコを上手に規制し，タバコから電子タバコへの産業的な転換を図ることで，国民の健康を増進できるのではないかと考えています．電子タバコがタバコと同程度の産業に成長でき，かつより健康的な製品なら，タバコ産業にとっても魅力的な選択肢ではないでしょうか．事実，大手メーカー含め電子タバコへの参入が続いており，産業はすでに大きく育ってきています．産業の変化に規制の速度が間に合わないのは世の常であるにせよ，この変化を上手に捉え，結果としてタバコの消費量を下げたいところです.

（反田篤志）

●パッチはベースとなるニコチンを供給（血中濃度を維持）するために毎日貼り
●ガムは**タバコへの急な欲求**（craving と呼ばれます）が出たときに屯用で使う

という併用療法が勧められます．

　睡眠障害が出ることがありますので，寝る前にはパッチを剥がすよう勧めますが，その場合は朝起きぬけに血中ニコチン濃度が非常に低くなり craving のリスクが高まりますので，朝起きたらまずはガムを噛むことを考慮するようアドバイスします．使う量はもともとの喫煙量によりますが，craving が出ない十分量を使いつつ，ニコチン中毒症状である吐き気が出ないように気をつけます．

　ガムの噛み方は特徴的（少し噛んでから，頬と歯ぐきの間にしばらく置く，を繰り返す）ですので，パッケージの使用法をよく読んで使うよう指導します．

　ほかによく使われるのがバレニクリン（varenicline，日本ではチャンピックス®）であり，上記のニコチン併用療法と同程度の効果があると考えられています．副作用は吐き気などの消化器症状が主ですが，頭痛や睡眠障害も起こります．発売後にうつ症状の悪化や心血管系の副作用があると報告されましたが，その後の研究により有意なリスク上昇はないと考えられています．

（反田篤志）

あめいろぐ Conference

1. 喫煙は社会全体の問題であり，個人の責任にしてはいけない
2. 「増税」と「公共空間の禁煙」が禁煙を進める有効な政策
3. 「5A」を活用して日常臨床で禁煙指導を成功に導く
4. 「一気に禁煙」がベスト禁煙法
5. パッチとガムの併用療法が主な禁煙治療法

あめいろぐ 関連ブログ記事はこちら

1. 電子タバコとどう付き合うか―内側から見た米国医療 15
 （http://ameilog.com/atsushisorita/2014/08/17/105127）

●文献

1) Institute for Health Metrics and Evaluation. Global Burden of Disesase（GBD）Country Profiles 2015：Japan［Internet］.（http://www.healthdata.org/japan）

2) Hori M, Tanaka H, Wakai K, et al. Secondhand smoke exposure and risk of lung cancer in Japan：a systematic review and meta-analysis of epidemiologic studies. Jpn J Clin Oncol 2016；46：942-51.

3) Inoue M, Sawada N, Matsuda T, et al. Attributable causes of cancer in Japan in 2005 — systematic assessment to estimate current burden of cancer attributable to known preventable risk factors in Japan. Ann Oncol 2012；23：1362-9.

4) Lindson-Hawley N, Banting M, West R, et al. Gradual versus abrupt smoking cessation：a randomized, controlled noninferiority trial. Ann Intern Med 2016；164：585-92.

5) Bullen C, Howe C, Laugesen M, et al. Electronic cigarettes for smoking cessation：a randomised controlled trial. Lancet 2013；382：1629-37.

6) OECD Health Statistics 2015［Internet］.（http://dx.doi.org/10.1787/health-data-en）

7) Brennan P, Buffler PA, Reynolds P, et al. Secondhand smoke exposure in adulthood and risk of lung cancer among never smokers：a pooled analysis of two large studies. Int J Cancer 2004；109：125-31.

8) Health CO on S and. Smoking and Tobacco Use；Fact Sheet；Health Effects of Secondhand Smoke. Smoking and Tobacco Use.（http://www.cdc.gov/tobacco/data_statistics/fact_sheets/secondhand_smoke/health_effects/）

9) Tobacco. The Guide to Community Preventive Services（The Community Guide）.（https://www.thecommunityguide.org/topic/tobacco）

10) Patnode CD, Henderson JT, Thompson JH, et al. Behavioral counseling and pharmacotherapy interventions for tobacco cessation in adults, including pregnant women：a review of reviews for the U.S. Preventive Services Task Force. Ann Intern Med 2015；163：608-21.

11) Stead LF, Perera R, Bullen C, et al. Nicotine replacement therapy for smoking cessation. Cochrane Database Syst Rev 2012；11：CD000146.

12) Kornitzer M, Boutsen M, Dramaix M, et al. Combined use of nicotine patch and gum in smoking cessation：a placebo-controlled clinical trial. Prev Med 1995；24：41-7.

13) Baker TB, Piper ME, Stein JH, et al. Effects of nicotine patch vs varenicline vs combination nicotine replacement therapy on smoking cessation at 26 weeks：a randomized clinical trial. JAMA 2016；315：371-9.

14) Cahill K, Stevens S, Perera R, et al. Pharmacological interventions for smoking cessation：an overview and network meta-analysis. Cochrane Database Syst Rev 2013；(5)：CD009329.

15) Prochaska JJ, Hilton JF. Risk of cardiovascular serious adverse events associated with varenicline use for tobacco cessation：systematic review and meta-analysis. BMJ 2012；344：e2856.

16) Thomas KH, Martin RM, Knipe DW, et al. Risk of neuropsychiatric adverse events associated with varenicline：systematic review and meta-analysis. BMJ 2015；350：h1109.

5. 健康診断の検査項目や数値は果たして妥当なのか…?

My own religion has been to do all the good I could to my fellow men, and as little harm as possible.

—— *William Worrall Mayo*（1819～1911 年）

患者にできる限りのことをし，害を最小限にとどめる．それが私のモットーだ．

本音トーク ❶ 健康診断（健診）にほとんど意味はありません

　日本では，行政が実施する住民健診や企業健診，学校健診など，数多くの健診が実施されています．これだけ健診をやるのは世界的にみても非常に稀です．例えばアメリカでは，入学や入職時に health clearance といってワクチン接種歴の証明が求められますが，職場の健診や住民健診はなく，各自が医療機関を受診して health check を受けることが一般的です（タクシードライバーやパイロットなど，免許の取得や維持に定期的な健診が必要な職業はあります）．

　日本では当たり前のように行われている健診，しかも政府や自治体は健診受診率の向上を目指しています．これは本当に意味のあることなのでしょうか？

　端的にいってしまうと，

日本型の「広く集団を対象とした健診」では集団全体として有意な健康増進効果が得られない

ことがデータで示されています．40 歳以上が対象となる特定健診も，年齢で区切ってはいるものの広く一般住民を対象にしているという点で同様です．2012

年の BMJ に掲載された Cochrane システマチック・レビュー[1]では，14 の健診に関するランダム化比較試験（RCT）を評価していますが，総死亡率，がん死亡率，心血管死亡率，入院率などいずれのアウトカムにおいても，健診実施群と非実施群で有意差はみられませんでした．RCT 内の健診項目は，日本と同様であり，受診率は 50〜90％と高く，結果のばらつきも少ないので，比較的信頼性の高い結果だと思います．健診の回数が多くても 2〜3 回であり，フォローアップも 5〜6 年のものが多く（長期的な効果が完全に否定できるわけではありませんが），多額の費用がかかる住民への集団健診が正当化できないことは明らかです．

　一般的な考え方としては，定期的に健診を受けることで高血圧や高脂血症などが発見され，それを治療することで健康が改善されそうですが，なぜそうならないのでしょうか…？

　第一の問題は，**健康に関心の薄い（高リスク）人が健診を受けないこと**です．住民健診では特にこの問題が顕著です．健診では「もともと健康意識の高い人」もしくは「何らかの理由があって健康に不安がある人」が受診する傾向があります．前者の場合はもともと健康であり，後者は（健診を受けなくても）いずれにせよ医療機関を受診する，もしくはすでに受診しているので，健診による効果は期待できません．逆に，健康に関心のない人は肥満であるなど不健康である可能性が高く，健診を受けることで改善効果が見込まれる可能性が最も高いのですが，そのような人は健診を受けない傾向にあります．したがって，本来的には最も健診を受けるべき層が受けないことが問題となります．

　次の問題は，**異常が発見された人が，どれだけ適切なフォローアップを受けるかどうか**です．残念ながら，一般健診で発見される異常の多く（高血圧や高脂血症など）は無症状で，かつそれらの異常からは「死ぬ可能性」を想起しづらく，医療機関を受診するなどの行動にはつながりにくいです．一方，がん検診の場合の異常所見は，無症状であっても「がんによって死ぬ可能性」に直結するため，その後の精密検査を受ける可能性が高いのです．

　さらなる問題は，**適切な介入や治療が実行されるかどうか**です．高血圧や高脂血症は生活習慣によりある程度改善可能ですが，食生活や運動などの生活習慣を

変えるのは非常に難しいです．一時的に成功しても，長期間それを維持するのは
困難です．適応がある場合の薬物治療は効果的ですが，薬をきちんと飲み続け，
常に正常な数値を維持できる人は実に半分以下です．

　健診を実施することで人々の健康状態が改善されるには，少なくともこれらの
障壁をすべて乗り越える必要があります．そしてさらに大事な視点として，健診
が健康を悪化させてしまう可能性にも留意しなければいけません．**本当は異常で
ないのに異常と判定してしまう「偽陽性」**は，過剰診断と過剰な医学的介入，お
よびそれにともなう副作用や有害事象の発生につながります．逆に，**本当は異常
なのに異常がないと判定してしまう「偽陰性」**は，余計な安心感を与え，精密検
査を受ける機会の逸失をもたらします．一般的な健診が健康アウトカムを改善し
ないのは，これら複合的な要因によるといえるでしょう．

　日本では，「特定健診・保健指導の医療費適正化効果等の検証のためのワーキ
ンググループ」が特定健診効果を検証した報告書を取りまとめています[2]．その
中で，健診受診者の中で特定保健指導対象者となった人を対象に，指導参加者
（指導を受けて6カ月評価を終了した者）と非参加者（指導を受けなかったか途中
で中断した者）を比較し，前者では生活習慣病リスクとなる健診項目が改善した
ことが示されています．しかし，残念ながらこれは特定健診の効果の証明にはな
りません．なぜでしょうか…？

　第一の問題は，**この検証では特定健診受診者と非受診者との比較がなされてい
ないこと**です．健診受診者を非受診者と比べ，受診者の健康指標が改善したこと
を示すことが，健診効果を検証するうえでは必須です．第二の問題は，**選択バイ
アスの存在が考慮されていないこと**です．報告書では後方視的に参加者と非参加
者を区別しており，両者の間に元々ある差異を調整していません．指導を最後ま
で受けた人は，もともと健康意識が高く生活習慣を改善する意欲が高かった，も
しくは生活習慣を改善できる（社会経済的等の）環境下にあったという可能性を
否定できないのです（むしろ，その蓋然性は高い）．これらを調整する，もしく
はRCTを行わないかぎり，妥当性のある検証とはいえません．

　日本と同様に有効な健診の可能性を探っている国がイングランドです．イング

5. 健康診断の検査項目や数値は果たして妥当なのか…？　　59

ランドでは 2009 年に NHS Health Check を導入し，できるかぎりエビデンスに基づいたプロトコールに基づき，40〜74 歳の住民を対象に心疾患，糖尿病，腎疾患，脳梗塞（65 歳以上は認知症含む）のリスクを評価し，生活習慣に介入する健診を実施しています[2)3)]．すでにそれらの疾患および高血圧をもっている患者を除き，5 年に 1 回無料で健診を受けることができます．毎年ではなく 5 年に 1回という頻度の実施により，できるかぎりコスト効果を高めようという方向性は評価できます．しかしながら，高血圧や高脂血症の新規診断が増え，そのうち一部の患者には治療薬が新たに処方されたという中間的なデータはあるものの，こちらもまだ実際に住民の健康指標を改善したというエビデンスは出ていません．

　総じて，健診が健康増進に寄与していないとしたら，それを実施する意味はあるのでしょうか…？　健診に使われる多額のコストは，健診の効果を検証する研究に使ったり，健康改善効果が明らかな別の目的に使ったりすることもできます．エビデンスに基づく予防医療を実践するのであれば，真摯に再考を検討すべきではないでしょうか…？

本音トーク② 人間ドックは「受けておけばいい」わけじゃない

　もう 1 つ日本の特殊事情として挙げられるのが，人間ドックの存在です．その中でも，特に他国と大きく異なる（外れ値）のが**「脳ドック」**です．この現象は，人口あたりの MRI 台数が OECD 平均と比べて 3 倍（！）とダントツで世界一の台数を誇る日本の「MRI の使用頻度を上げなければいけない」という特殊事情にも起因すると考えられます．検査結果の説明も含め数万円という破格の値段で脳MRI を受けられる国は日本くらいですし，ポケットマネーで自らの健康を把握するために受けるならいいのでは，という考え方もあるでしょう．とはいえ，予防医学の観点からは

エビデンスのないものは一般的に推奨しない

という態度を貫くべきです．

脳 MRI のみならず，人間ドックの多くの項目（ガイドラインで推奨されていない腫瘍マーカーなどの血液検査や心臓 MRI や PET などの画像検査）は，検査コストはかかるものの健康増進効果が定かではありません．一方で，検査の異常値が出た場合（その多くが偽陽性，詳しくは後述します）の不要な受診や精密検査など，患者にとっての不利益や害は必ず一定程度存在します．「健康増進効果が定かでない医療行為は一概に推奨しない」という態度は，「無症状の患者に介入する」そして「介入しない場合，多くの患者は問題なく日常生活を過ごす」という予防医学の前提条件があるために成り立つものです（この前提が，入院診療とは大きく異なります）．

人間ドックや健診において，ある検査を受ける意義があるかどうかを評価するには，以下のフレームワークを用いて考えます．有効な検査とみなすためには，少なくとも次の 1～3 が一定の基準以上で満たされることが必要です．

1. その検査で，対象となる疾病の無症状の時期（早期の段階もしくは前状態）が「正しく」検知できるか…？
2. 早期の状態を検知することで，効果的な早期の介入を実施して患者の健康増進につなげられるか…？
3. 得られる健康増進効果が，患者が受ける不利益や害を上回るか…？
4. （集団に対してのプログラムを考える場合）検査・介入にかかるコストは，「効果」に比べて「妥当」なものか…？

1. その検査で，対象となる疾病の無症状の時期（早期の段階もしくは前状態）が「正しく検知」できるか…？

これは検査自体の「感度」や「特異度」，および「疾患の発生プロセス」に影響されます（「感度」・「特異度」に関して詳しくは後述します）．感度が低い場合は偽陰性が，特異度が低い場合は偽陽性がそれぞれ多くなり，どちらの場合も検知したい状態を正確に拾い上げられません（ただし，HIV のスクリーニング検査など，偽陽性が多くてもできるかぎり全例を拾い上げることが目的の場合，特異度が多少低くても感度が高ければよい場合もある）．また，疾患動態から考えて無症状の状態が存在しないか，非常に短いと考えられる疾患（例えば，肺炎や心筋

5. 健康診断の検査項目や数値は果たして妥当なのか…？　　61

梗塞など）は，そもそも人間ドックや健診の対象にはなりません．そういった疾患に対しては，リスク因子への介入（肺炎であれば喫煙や肺炎球菌感染，心筋梗塞であれば高血圧や高脂血症など）が主体となります．

2. 早期の状態を検知することで，効果的な早期の介入を実施して患者の健康増進につなげられるか…？

　適切な早期の状態をみつけたとしても，そもそもの治療法や介入方法がないのであれば（本人の理解が進むという利得はあるにせよ），健康増進にはつながりません．例えば，認知症スクリーニングに関して，USPSTF は「（MMSE などの）スクリーニングにおける有効なツールはあるものの，効果的な介入方法が確立されていない」としてエビデンスが不十分という評価が示されています[4]．確かに認知症ではドネペジルやメマンチンといった薬剤はあることにはありますが，その有効性は臨床的に軽微です．なおかつ，認知症を早期発見できたことによる社会経済的な利点（家族が事前に準備を進めることでより適切なケアを提供できるようになる，など）も確立されていません（11章参照）．

3. 得られる健康増進効果が，患者が受ける不利益や害を上回るか…？

　ここでは，検査や介入にともない患者が受ける不利益や害が存在する，という認識が重要です．それは大きく「過剰診断」，「過剰介入・過剰治療」，「治療の副作用・合併症」に分かれます．

　例えば，一般健診の心電図検査で，無症状の患者に虚血性変化を疑わせる所見がみられたとします．高脂血症があったため，念のため運動負荷心電図検査を実施したところ，無症候でしたが ST 変化がみられました．心臓カテーテル（心カテ）を実施すると，50％程度の狭窄がみられ，内服管理継続の方針となりました．臨床的には妥当な判断なようにも思えますが，この経過で患者の治療方針が変わったり，アウトカムが改善したりしたでしょうか？　答えは「否」です．この経過では，心電図検査を実施しなければ発見されなかった無症候性の安定プラークが「過剰診断」され，心カテという侵襲的手技による「過剰介入」が行われたと捉えます．

　つまり，心電図というトリガーにより，臨床的に妥当な判断が繰り返された結

果，患者に不利益が起こるのです（臨床的な感覚には反するかもしれませんが，健康を改善しないので，患者にとってこれは「不利益」です）．心カテには冠動脈解離などの重大合併症が起こりうるため，「合併症」の可能性が不利益として含まれます．心電図の実施を正当化するには，予防的介入によりアウトカムが改善する（例えば Brugada 症候群がみつかって ICD を入れるなど）蓋然性が，不利益が起こる蓋然性を上回る必要があります．

4．（集団に対してのプログラムを考える場合）検査・介入にかかるコストは，「効果」に比べて「妥当」なものか…？

公的財源を使う場合の政策的な判断（自費で行う人間ドックには当てはまらない判断軸）になりますが，財政は有限であるため，できるかぎり費用対効果が高い検査を実施する必要があります．極端な例を挙げれば，100 億円かけて日本人全員のスクリーニングを行い，その中で 10 人が多少の健康増進効果が得られる検査があるとしたら，それを健診で実施すべきでしょうか？　健康はお金に替えられないとはいえ，さすがにこれに対してはほとんどの人が No と答えると思います．

以上 4 つ（人間ドックの場合は最初の 3 つ）の要素を満たすことが，健診において有効な検査項目となる条件です．これらの評価をきちんとやろうとすると，システマチック・レビューを含めた研究が必要ですが，人間ドックで実施されている項目の多くがこれらの条件を満たさないことは明白です．

本音トーク**3　健診データ解釈のためには統計を理解することが必要**

健診で「異常値」が出ることはよくありますが，異常値が出たからといって絶対に異常なわけでも，どうしても精査が必要なわけでもありません．

1．感度と特異度，カットオフ値，LR
まず， 検査自体がどれだけ正確に疾病（もしくは疾病リスク）のありなしを区

5. 健康診断の検査項目や数値は果たして妥当なのか…？　　63

別できるか考える必要があります．検査自体の正確性が高くない（疾病のありなしを明確に区別できない）場合，健診項目の「正常」「異常」の臨床的な意味合いは小さくなります．

表1で示される検査Aをみたとき，疾病のある患者が検査陽性になる確率は80/100＝80％，これが感度です．疾病のない患者が検査陰性になる確率は90/100＝90％であり，これが特異度です．そして，感度の裏側にあるのが偽陰性率（20/100＝20％），特異度の裏側にあるのが偽陽性率（10/100＝10％）です．

表2の検査Bでは，感度＝95/100＝95％，特異度＝70/100＝70％です．検査Aと比べたとき，検査Bのほうが感度が高く，疾病のある患者をより確実に拾い上げられることがわかります．一方，検査Bはより多くの疾病のない患者を陽性（異常）と判断してしまう（偽陽性率が高い）ことになってしまいます．

表1　検査A：感度80％，特異度90％

	疾病あり	疾病なし
検査陽性（異常値）	80	10
検査陰性（正常値）	20	90

表2　検査B：感度95％，特異度70％

	疾病あり	疾病なし
検査陽性（異常値）	95	30
検査陰性（正常値）	5	70

上の2つの検査は，同じ検査の「カットオフ値」を変えたものとして解釈することができます．同じ検査手法であっても，

**「カットオフ値」を上げると「感度」が下がって「特異度」が上がり
「カットオフ値」を下げると「感度」が上がって「特異度」が下がります**

これらの関係は図1のように図示されます．

64　第1部　予防医学

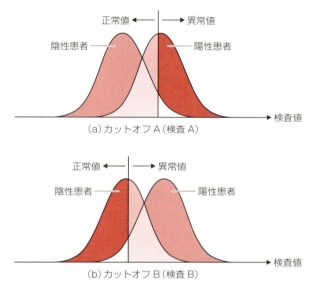

図1 検査A・Bのカットオフ値のイメージ

この図からみて取れるかと思いますが，正常値・異常値のカットオフは人為的なものであり，目的に応じて（一定の範囲内で）どこをカットオフとしてもいいことがわかります．例えば，（エボラ出血熱など）高度の致死性の疾患で絶対に100人中100人を拾い上げたい場合はカットオフ値を低くすればよく，HIVの確定診断をつけるときなど，疾病をもたない人を確実に陰性としたい場合はカットオフ値を高くすればよいのです．このとき重要なのが，

「感度」と「特異度」がトレードオフの関係にある

ということです．そして，

「感度」と「特異度」のトレードオフの関係性
（その裏側にある偽陽性率と偽陰性率も同様）は検査手法に内在します

正確性の高い検査では，どちらも100%近くにでき，逆に正確性の低い検査では，どちらか片方を取るともう一方がとても低くなります．これらの関係性を表

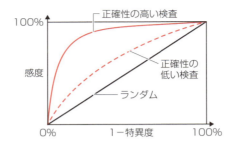

図2 ROC曲線

したものが，**receiver operating characteristic（ROC）曲線**であり，カットオフ値の1つひとつがROC曲線上のどこかの点に対応します（図2）．正確性の高い検査では曲線が左上に，正確性の低い検査では右下に行きます．ROC曲線が直線に近くなればなるほど，その検査はランダムと変わらない（意味がない）ことになります．そしてこの曲線の下の領域を**area under the curve（ACC）**と呼び，それが1に近いのが正確性の高いテスト，0.5に近い（ランダムと変わらないと0.5になる）のが正確性の低いテストとなります．これを図示すると，①正確性の高いテスト（曲線が左上にあるテスト）では，疾病ありとなしの患者を明確に検査値で分けることができ，②正確性の低いテストではそれらの分布が大きく重なります（図3）．

健診で何を発見しようとするにしても，ACCが小さいと最初のステップでつまずくことになります．**ACCが低い検査では，正常でも何もしなくてもいいとはいえず，異常でも何かすべきとはいえません**．

ここからさらに話を進めたのが，**尤度比（likelihood ratio：LR）**です．特定のカットオフ値のときの感度と特異度はROC曲線の一点に対応しますが，そのときLRを計算することができます．そしてLRは次のように定義されます．

positive LR（陽性尤度比）＝感度／偽陽性率
negative LR（陰性尤度比）＝偽陰性率／特異度

もう一度検査A（表1）をみてみましょう．ここでは

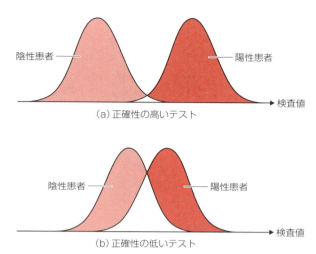

図3 正確性の高いテストと低いテスト

positive LR=80%/10%=8
negative LR=20%/90%=0.22

となります.重要なのが,以下の2点です.

1. LRは検査手法に内在する(感度・特異度・偽陽性率・偽陰性率が内在するので,それらから計算されるLRも当然そうなります)
2. LRはカットオフを変えると変わる(こちらも感度・特異度との関係性を考えると当然ですね)

ACCは検査手法の正確さ自体を測る指標
LRはある特定のカットオフにおける検査の有効性を測る指標

と捉えてもらうとよいでしょう.そして,ある検査がどの程度使えるかは,LRでみるとわかりやすいでしょう(これは臨床所見においてもまったく同様です).大雑把にいって,次のように考えられます.

1. 非常に使える検査：positive LR 10 以上，negative LR 0.1 以下
2. なかなか使える検査：positive LR 5〜10，negative LR 0.1〜0.2
3. 場合によっては使える検査：positive LR 2〜5，negative LR 0.2〜0.5
4. 使えない検査：positive LR 1〜2，negative LR 0.5〜1

　痛風の診断における尿酸を例にとると，男性で 7 mg/dL，女性で 6 mg/dL をカットオフとしたときの感度が 57%，特異度が 92% であり，positive LR が 7.6，negative LR が 0.47 となっています．このカットオフにおいて，陽性（カットオフ以上の値）が出たときにはある程度使えますが，陰性が出たときにはあまり意味がない検査といえます．

2. 有病率（prevalence）と陽性・陰性的中率

　次に考えるべきなのが，有病率です．感度・特異度の関係性は検査手法に内在する一方で，有病率は陽性・陰性的中率にかかわります．ある程度の仮説をもって検査をする（検査前確率が高い）臨床判断とは異なり，**有病率が一般的に低くなる（＝検査前確率の低い）健診においては，こちらのほうが重要な概念です**．

　表 1 をもう一度みてください．この表では，疾病ありの患者が 100 人，疾病なしの患者が 100 人なので，集団全体の有病率は 50% です．このとき，

表 1　検査 A：感度 80%，特異度 90%

	疾病あり	疾病なし
検査陽性（異常値）	80	10
検査陰性（正常値）	20	90

**「検査陽性の中で本当に疾病がある人の割合」を表す陽性的中率は
80/(80＋10)＝89%
「検査陰性の中で本当に疾病がない人の割合」を表す陰性的中率は
90/(90＋20)＝82%**

です．

では次の表3をみてみましょう．ここでは検査手法（およびカットオフ）は一緒で，感度は80％，特異度は90％ですが，疾病ありが100人，疾病なしが10,000人なので，有病率は約1％となっています．このとき

表3 感度80%，特異度90%，有病率1%

	疾病あり	疾病なし
検査陽性（異常値）	80	1,000
検査陰性（正常値）	20	9,000

陽性的中率は 80/(80＋1000)＝7.4%
陰性的中率は 9000/(9000＋20)＝99.8%

です．

この表の通り，有病率が低くなると陽性的中率が低くなります．この意味合いとしては，当該検査で100人陽性が出たとしても，そのうち本当に疾病をもっているのは7人程度ということです．

実例で考えてみましょう．HIVの血中迅速検査は非常に正確性が高く，感度99.7％，特異度99.9％です．日本でのHIV・AIDSの累積報告数26,000件なので，有病率は大体0.02％です．これらの情報を元に，無作為の1万人に対してHIV迅速検査をしたと仮定したときの結果は表4のようになります．

表4 日本のHIV・AIDS累積報告数でみた感度と特異度

	HIVあり	HIVなし
検査陽性	2	10
検査陰性	0	9,990

みての通り，検査陰性のときは全例HIVなしですが，検査陽性の12人のうち，HIVは2人のみ，すなわち陽性的中率は2/12＝17％です．これがもし特異度95％だったりすると，陽性的中率はなんと0.4％程度になってしまいます．これらの結果から得られる示唆は以下の通りです．

5. 健康診断の検査項目や数値は果たして妥当なのか…？　69

> 1. 健診の異常値の意味合いは，対象となる群の有病率に大きく影響を受ける
> 2. 稀な疾患をスクリーニングしようとすると，どんなに正確性の高い検査を使っても，陽性的中率が低くなる（特異度が本当に高くないと意味がない）

　健診が対象とする多くの疾患において母集団の有病率が10％を超えることは少ないので，有病率が低い場合の問題点，すなわち陽性的中率の低下が健診の主な課題となります．すなわち，**健診で異常値が出たとしても「異常とはいえない」確率が高くなり，必ずしも精査を要しない場合**が出てきます．

　例えば，30歳男性の平均赤血球容積（mean corpuscular volume：MCV）が75 fL，Hbが正常下限であったとして，これは精査を要するでしょうか？　鉄欠乏性貧血におけるMCV 75～79 fLのpositive LRはほぼ1，若年男性の鉄欠乏性貧血は稀です．ほかの鑑別としてサラセミア（thalassemia），鉄不応性貧血（sideroblastic anemia），慢性疾患の貧血（anemia of chronic disease）などありますが，どれも非常に稀です．フェリチンくらいなら測ってもよいかもしれませんが，ほかの症状などがまったくない場合は偽陽性である確率が非常に高く，おそらくそれ以上の精査を要しないでしょう．

3．不連続値と連続値

　以上の議論は，主に0か1かの世界，すなわち検査で正常か異常かの線引きがある，2×2の表で語れる場合に限ってきました．実際は，健診で測定される項目の多くが連続値を取りますので，その意味合いを考える必要があります．

　端的にいうと，**正常域を大きく外れる場合は，本当に異常である確率が高くなります．**逆に，正常域に近い場合は異常値であっても問題ない確率が高くなります．臨床的には当然かもしれませんが，健診においても正常異常の判定だけでなく，実際の数値をみて意味合いを判断する必要があります．

　MCVの例で考えると，もし30歳男性のMCVが66 fLだったらどうでしょうか．これはいくらなんでも異常であり，まずは検査エラーでないことを確かめるために再検査し，もしそれでも同様の値を取るようであれば原因検索が必要でしょう．

総じて，健診における結果の解釈には以上のような要素を勘案し，経過観察するか，再検査するか，精査するか，介入するかの意思決定を下します．必ずしも，異常であれば精査というような，直線的な関係ではありません．

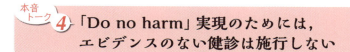

4 「Do no harm」実現のためには，エビデンスのない健診は施行しない

　日本では医師個人が健診にどの項目を入れるかを決めることはありませんが，どういった項目を誰に対して調べれば有効な予防的介入を通じて健康増進につながるかを理解しておくことは，一般外来を実施するうえでは必須の知識と考えます．

　一般外来で有効な予防的介入について，最も包括的にまとまっているのはアメリカ予防医学専門委員会（US Preventive Services Task Force：USPSTF）のウェブサイト[4]です．USPSTFは非政府組織ですが，エビデンスを包括的にレビューして予防的介入に対する推奨を出しています．パネルメンバーは予防医学，内科，家庭医学，小児科，産婦人科といったプライマリケア領域のエキスパートで構成されています（アメリカでは産婦人科は女性のプライマリケア機能を有します）．

　重要な留意点は，

USPSTFの推奨は一般外来における予防的介入を対象にしている

ことです．すなわち，専門外来において何をすべきか，ということは述べていません．前述のとおり，健診などを通じた予防的介入を考える際には，患者集団の対象疾患の有病率が重要な要素となります．そして，一般外来における患者層と，（患者が特定の基礎疾病をもっていたり，特定の目的をもってやってきたりすることが多い）専門外来における患者層は異なります．一般的には専門外来のほうが重症度の高い患者が多いため，専門外来が対象とする疾患はもちろんのこと（糖尿病専門外来では当然のことながら糖尿病の有病率が高い），他疾患の有病率も一般外来のそれより高くなります（糖尿病専門外来では心疾患の有病率も

高くなる）．

　一般外来と専門外来では，同じ検査値異常であっても，精査・介入すべきかどうかの意思決定が異なるのも，この理由によるところが大きいです．有病率が高い場合，陽性的中率が高くなるため，検査値異常の場合に介入する利得が高まることになります．専門外来ではある意味すでに「選択バイアス」がかかっているため，一般外来における患者の利益と不利益を勘案した USPSTF の推奨は当てはまらないのです．

　もう１つの重要な留意点は，

USPSTF の推奨では費用対効果は勘案していない

ことです．本音トーク２のフレームワークでいえば，1〜3 までしか検討の対象に入っていません．国民医療費などといった政策的な意図が入っていないので，一般外来での臨床指針としては有用性が高いといえるでしょう．

　これらの推奨は，できるかぎり最新のエビデンスに基づいた判断が下せるように数年に１回アップデートされています．ただし，疾病構造や有病率は日本人とアメリカ人では異なりますので，必ずしもこの推奨が日本人に当てはまるわけではないことに注意が必要です．推奨の項目が多岐にわたるためすべては紹介できませんが，一般健診でも調べる項目に関する USPSTF の推奨の一部（2017 年 7 月時点の簡略化した内容）を例示的に紹介します．

● **USPSTF の推奨例**
　高　血　圧：18 歳以上の患者に血圧測定を実施（Grade A）
　高脂血症：40〜75 歳の患者に高脂血症検査を実施（Grade B）
　糖　尿　病：40〜70 歳の過体重もしくは肥満（BMI 25 以上）の患者に血糖検査を実施（Grade B）
　腎　不　全：無症状患者におけるルーチンのスクリーニングを推奨する根拠不十分（Grade I）

72　　第 1 部　予防医学

（参考）

Grade A，B：ある程度の効果があるというエビデンスがあり，押しなべて推奨される

Grade C：効果が小さいと考えられ，患者個別的に実施が検討されるべき

Grade D：効果がないか害のほうが大きいというエビデンスがあり，一般的に推奨されない

Grade I：効果や害が不明確（エビデンスが不十分）

　これだけをみてもわかるかと思いますが，USPSTF の推奨は対象疾病ごとに対象患者をかなり選択的に明示しています．どの疾患やリスク因子に対して何を用いて検査するかによって利益と不利益のバランスは変わってきますので，当然といえば当然です．これらを一緒くたにまとめて対象者を絞らずに実施する「住民健診」に，総体的に健康増進効果がないことも頷けるのではないでしょうか．

　繰り返しになりますが，予防医療は無症状患者に行われるため，患者に利益を与えるという十全なエビデンスがないものは実施を推奨しません．すなわち，予防医学は医療の基本原則である**「Do no harm」**を厳密に適用する領域であるといえます．

（反田篤志）

あめいろぐ Conference

1. 健診にほとんど意味はありません
2. 人間ドックは，受けておけばいい，というものではありません
3. 健診データの解釈には，統計の知識が必要
4. 「Do no harm」のために，エビデンスのない健診は実施しない

5. 健康診断の検査項目や数値は果たして妥当なのか…？

あめいろぐ 関連ブログはこちら

1. 健康診断は必要？　米国ではやりません—内側から見た米国医療 17
（http://ameilog.com/atsushisorita/2014/11/19/111841）

2. 職員の健康増進へ　取り組む企業増加—内側から見た米国医療 8
（http://ameilog.com/atsushisorita/2013/11/01/152336）

3. 病院へいこう．一般小児科医へのかかり方
（http://ameilog.com/junsasaki/2013/06/23/222800）

● 文献

1) Krogsbøll LT, Jørgensen KJ, Larsen CG, et al. General health checks in adults for reducing morbidity and mortality from disease：Cochrane systematic review and meta-analysis. BMJ 2012；345：e7191.

2) Smith S, Waterall J, Burden ACF. An evaluation of the performance of the NHS Health Check programme in identifying people at high risk of developing type 2 diabetes. BMJ Open 2013；3：e002219.

3) Chang KC-M, Soljak M, Lee JT, et al. Coverage of a national cardiovascular risk assessment and management programme（NHS Health Check）：retrospective database study. Prev Med 2015；78：1-8.

4) US Preventive Services Task Force. http://www.uspreventiveservicestaskforce.org/

5) 厚生労働省．第 14 回特定健診・保健指導の医療費適正化効果等の検証のためのワーキンググループ最終取りまとめ．（http://www.mhlw.go.jp/stf/shingi2/0000090334.html）

6) Robson J, Dostal I, Sheikh A, et al. The NHS Health Check in England：an evaluation of the first 4 years. BMJ Open 2016；6：e008840.

7) Zhang W, Doherty M, Pascual E, et al. EULAR evidence based recommendations for gout. Part I：diagnosis. Report of a task force of the Standing Committee for International Clinical Studies Including Therapeutics（ESCISIT）. Ann Rheum Dis 2006；65：1301-11.

8) Delaney KP, Branson BM, Uniyal A, et al. Evaluation of the performance characteristics of 6 rapid hiv antibody tests.（http://cid.oxfordjournals.org，2016 年 12 月 29 日アクセス）

9) Killip S, Bennett JM, Chambers MD. Iron deficiency anemia. Am Fam Physician 2007；75：671-8.

コラム ❶ NZと日本の違い：健診のアプローチ「人間ドックはある？」

ニュージーランドの医療体制は，その歴史的な背景からイギリスのそれと非常に近いものといえます．各コミュニティーには general practitioner（GP）が存在し，かかりつけ医としての役割を果たします．具合が悪くなったり，ワクチン接種を含む定期的なフォローアップの際には，患者はまず GP にみてもらうことになります．そのうえで，専門医による診察が必要な場合には，GP から各専門医に紹介されます．したがって，GP を経由せず，いきなり専門医にみてもらうことは通常はありません．専門医たちは基本的に地域の 2 次医療施設に勤務しています．ただし，緊急性が高い場合，2 次医療センターにある救急部（Accident and Emergency：通称 A & E）を直接受診することができます．これは，GP から紹介・転送されてくる場合もあれば，患者が直接救急部を訪れたり，救急車で搬送される場合も含みます．救急部では，基本的にまず救急医が診療にあたり，その後疾患の種類によって専門医に振り分けられますが，GP から紹介されてくる患者の場合は，疾患によって内科医，外科医，整形外科医などが直接診療を行います．

ニュージーランドの医療サービスは基本的に無料です．GP を受診する際には 1 回につき日本円で 1,000 ～ 3,000 円程度の支払いが必要になりますが，各種検査は一部を除き無料で，処方される薬剤も基本的には国庫によってカバーされます（処方箋 1 枚あたり数百円かかりますが）．2 次医療施設におけるサービスも同様に無料が基本で，入院になったり手術を受けたりしても，合法的居住者および国民であればその費用は負担されます．2 次医療施設の救急部における診療も無料なので，少額とはいえ 1 回の診療ごとに費用がかかる GP を避けて，軽症かつ緊急性をともなわない患者が直接救急部を受診してしまうことが問題になっています．

ニュージーランドには「人間ドック」のようなものはありません．予防医学を実際に担っているのは GP であり，基本的に誰でもかかりつけ医をもっているので，各種ガイドラインに基づいた検診やスクリーニングは GP が実施し，子宮頸がんの定期スクリーニングなどは，GP から 2 次医療施設の婦人科に紹介されます．医療サービスが公費で負担されているため，費用対効果の点から，例えばアメリカで実施されている 50 歳以上の成人を対象にした大腸内視鏡による大腸がんスクリーニングは公費では行われていません．公費で負担されない検査を希望する場合，プライベートで開業している消化器科専門医を受診し，自費負担することになります．

（青柳有紀）

6. 現在行われているがん検診に意味はあるのか…?

All is not fish that comes to net.

網にかかるものすべてが魚とは限らない（すべてのスクリーニングが必ずしも効果的とは限らない）[1].

本音トーク 1 がん検診には明確な有効性のエビデンスあり

　広く住民を対象とした一般健診では集団としての健康が改善されない蓋然性が高いことは5章で述べましたが，それではがん検診はどうでしょうか…?　がん検診はがん種ごとに対象者が決まっており，検診ガイドラインも比較的確立されています．がん検診で異常が出た場合のフォローアップは（100％ではないにせよ）健診よりも高いこと，異常が発見された場合の介入は（生活習慣改善や服薬といった患者自身の努力が主要となる健診項目に比べ）医療機関での実施が主体となることから，効果発揮のための障壁が構造的に少ないです．結果として，「がん死亡を減らす」という明確なエビデンスがある検診が存在します．

　がん検診が実施すべきかどうかを考えるときの基本原則はほかの予防的介入と同じであり，次の4つです．このうち，少なくとも1～3が（一定の基準以上で）満たされると，「有効ながん検診」とみなすことができます．

76　第1部　予防医学

> 1. その検査で，対象となる疾病の無症状の時期（早期の段階もしくは前状態）が正しく検知できるか
> 2. 早期の状態を検知することで，効果的な早期の介入を実施して患者の健康増進につなげられるか
> 3. 得られる健康増進効果は，患者が受ける不利益や害を上回るか
> 4. （集団に対してのプログラムを考える場合）検査・介入にかかるコストは，効果に比べて妥当なものか

　これも **5章** で述べましたが，アメリカ予防医学専門委員会（US Preventive Services Task Force：USPSTF）はこのうち1～3を考慮して，**一般外来でルーチンの検診をするべきかどうか**に関して，推奨レベルを決定しています．参考のため，USPSTFが見解を出しているがん検診（2017年7月時点の簡略化した内容）を挙げてみます．

> 《推奨》
> - 乳がん：50～74歳に対して2年に1回のマンモグラフィー，40～49歳に関しては個別の判断が必要
> - 子宮頸がん：21～65歳に対して3年に1回のPAPスメア，30歳以上であればHPV検査を組み合わせて5年に1回にすることが可能
> - 大腸がん：50～75歳に対して適切な手法と間隔で実施（便検査，内視鏡，CT，またはその組み合わせ），76～85歳に関しては個別の判断が必要
> - 肺がん：55～80歳で30箱/年以上の喫煙歴（例：1日1箱30年以上）があり，禁煙してから15年経過していない人に対して低線量CTを毎年実施
>
> 《エビデンス不十分》
> - 膀胱がん　　- 口腔がん　　- 皮膚がん
>
> 《非推奨》
> - 卵巣がん　　- 膵臓がん　　- 前立腺がん　　- 精巣がん　　- 甲状腺がん

　このリストを最初にみたとき，私は「思ったより推奨されているがん検診って少ないんだな」と感じました．そして，明確に「非推奨」とされているものの多さにも驚きました．これはとりもなおさず前述の原則を1つひとつ丁寧に評価し

6. 現在行われているがん検診に意味はあるのか…？　　**77**

た結果によるものです．一方，人間ドックの現状をみても，日本では予防的介入が与える不利益や害に関して相当に無頓着なように思えます．結果として，「予防医療はやればやるほどよい」という間違った通念がまかり通っているように感じます．

　注意しておきたいのは，

これらの推奨はアメリカ国内でも必ずしも統一された見解ではない

ということです．例えば，アメリカがん協会（American Cancer Society）は乳がんでは 45 歳から毎年のマンモグラフィーを勧めていますし，前立腺がんでは個別判断すべきとしています（明確に非推奨とはしていない）．完璧なエビデンスは存在せず，特に検診にともなう不利益や害の頻度・大きさに関するデータは不十分なことが多いです．すると，利益と不利益のバランスを検証するうえでは，どのデータをどのように解釈するかによって推奨に違いが生まれます．

　また，推奨を決定するメンバー構成も，その違いが生まれる一端になります．USPSTF の特徴として，委員会のメンバーはプライマリケア領域の専門家で構成されており，例えば，乳がんであれば乳腺外科，前立腺がんであれば泌尿器科といった当該の疾患の専門科の医師が入っていません．これには利点と欠点があるとは思いますが，専門医は偏った（当該疾患の有病率が高い）患者層しか普段みておらず，一般外来における検診を考えるうえでは，ベネフィットを過大評価しがちな面がある（過剰介入の推奨になりやすい）ことを考慮してのメンバー構成となっています．

　そして，日本における国立がん研究センターのガイドラインでは，胃がんの検診が勧められています（アメリカでは推奨の検討対象にすらなっていません）．これは，主に胃がんの有病率が日本において高いことに起因します．国によってがん腫の発症率および有病率は異なり，このことが推奨されるがん検診が異なる理由となります．

78　第 1 部　予防医学

本音トーク 2 「がんを早期発見できる検診」≠「有効な検診」

　まず，以下の3つのケースをみてください．この中で，がん検診の有効性を証明するエビデンスといえるものはどれでしょうか…？

ケース1. 検診によりみつかったがんの80％がStage 1であり，症状が出てからみつかったがんの30％と比べるとずっと高い

ケース2. 検診でみつかったがんは早期のものが多く，5年生存率は90％である一方，検診を受けずにがんがみつかった場合の5年生存率は60％

ケース3. ランダム化比較試験（RCT）において，検診をした群の死亡率は，検診をしなかった群の死亡率と比較して有意に低かった

　答えは，ケース3のみです．ケース1，2ともに対象のがん検診が早期のがんを発見できることを示していますが，

> **がんを早期発見できる事実をもって**
> **検診の効果が証明できるわけではありません**
> **また，検診により発見されたがん患者の生存率が高いからといって，**
> **検診が有効なわけでもありません**

　がん検診の有効性を証明するためには，RCTかそれに近い形で，検診をしない場合に比べ，検診をする場合のほうががん死亡率（もしくは総死亡率）が下がることを示す必要があります．ただし，推奨されている検診のすべてにおいて，RCTで有効性が実証されているわけではありません．

　例えば，大腸がんでは便潜血検査とS状結腸内視鏡において，RCTで大腸がん死亡率が20〜30％下がることが示されています．一方，大腸内視鏡において，がん死亡率を低下させることを直接示しているのは，執筆時点でコホート研究のみです．

6. 現在行われているがん検診に意味はあるのか…？　　79

ただし，以下の理由から，エビデンスを総合して「大腸内視鏡ががん死亡率を下げる蓋然性が高い」と判断されています．

1. 交絡因子を調整した質の高いコホート研究において，非検診コホートと比較してがん死亡率が低下している
2. RCT において，便潜血検査と比較し（参加率の低下があるものの）同程度の大腸がんとより多くの腺腫を発見できることが示されている
3. 便潜血検査や S 状結腸内視鏡という同様の検診戦略により（腺腫やがんを早期発見することで）がん死亡率が下がることが示されている
4. 大腸内視鏡にともなう不利益（穿孔や出血などの合併症）が明確に数値化できる

がん検診の有効性の判断には，統計学や疫学の知識を活用した複合的な判断が必要です．特に，がん検診の有効性を論じるうえで誤解を生じさせる代表的なバイアス（研究デザインにより生じる構造的なエラー）への理解が必須となります．

本音トーク3 がん検診における4つの「バイアス」を理解せよ

本音トーク2 でみたケース 1，2 が「なぜ検診の有効性を証明しないのか…？」を理解するために，がん検診にまつわる代表的な4つのバイアスをみていきましょう．どちらのケースでも，特にリードタイム・バイアスが，検診の有効性を錯覚させる主要なバイアスになっています．

1. 選択バイアス（selection bias）

がん検診を受ける人は，がん検診を受けない人とはそもそも性質が違う（社会経済的な余裕があり，健康に気をつけている，など）場合にこのバイアスが生じます．特に自主的な参加者を対象にしたコホート研究では，介入群と非介入群では参加者の性質に差異が生じます．結果の解析時に交絡因子（residual confounding）を調整することである程度のリスク回避が可能ですが，測定されていない

80　第1部　予防医学

交絡因子や未知の交絡因子が残る可能性があります.

　これを防ぐには，RCT が必要です．また，それに類似する研究デザインや高度な分析手法（cluster randomization, instrumental variable 法, difference-in-difference 分析など）を用いることで，集団に対する介入効果をより的確に測定できる可能性があります（これら統計手法の詳細については，別の成書などを参考にしてください）．

2. リードタイム・バイアス（lead-time bias）

　がん検診を受けた人では早期がんの発見が多くなり，発見時からの生存率を計算すると，みた目上の生存期間が延びる現象を指します．検診は早期がんや前がん状態を発見することが目的ですが，早く発見した分，何もしなかったとしても生存期間が延びたようにみえます．

　例えば，ある 2 人の患者が，まったく同様の経過をたどる大腸がんを同時に患ったとして，A さんは 1 年後の検診で発見するも治療せず．B さんは 5 年後に血便が出て進行がんが発覚するも治療せず．両者ともにがんを発症してから 6 年後に亡くなったとします（図 1）[2]．どちらも同じ経過を辿ったはずですが，A さんは診断から 5 年生き，B さんは診断から 1 年しか生きなかったことになります．この数値だけをみた場合，A さんは検診のおかげで「がんが発覚してから」B さんよりも 4 年も長く生きたことになります．検診での発見から生存率を計算した場合，本音トーク 2 のケースのように生存率がみかけ上よくなってしまいますが，これは検診の有効性を担保しません．

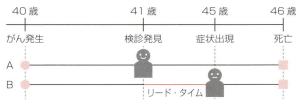

図 1　リードタイム・バイアス

文献 2）より引用，改変

これを回避するには，がんと診断された人の生存率ではなく，検診を始めた時点から計測した集団の死亡率を，検診群と非検診群で比較する必要があります．このバイアスに基づく検診の有効性に関する誤解が多いように思えますので，特に **5 年生存率の比較による有効性の検証には注意が必要**です．

3．レングス・バイアス (length bias)

検診で発見されるがんは，検診で発見されないがんに比べて緩徐に成長し，そもそも予後がよいことがあります．例えば10年に1回の大腸内視鏡を考えてもらえばよいかと思いますが，成長が早く予後の悪いがん（低分化がんなど）は，次回の検診までに大きく成長して症状が現れ，検診外で発見される確率が上がります．このようながんは，予後が非常に悪く，早期発見したとしても救命率は低いままです．一方，緩徐に進行するがん（高分化腺がんなど）は検診で発見されやすく，これらはそもそも予後がよいため，検診後に何もしなかったとしても，検診で発見されたがんのほうが予後がよくみえます（図2）[2]．

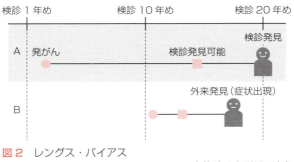

図2　レングス・バイアス

文献2）より引用，改変

これは，検診と検診外で発見されたがん患者の生存率を比べる場合に生じるため，リードタイム・バイアスと同様，**5 年生存率の比較による有効性の検証には注意**が必要です．

4．過剰診断バイアス (overdiagnosis bias)

過剰診断バイアスは，放っておけばそのまま消退するか，死ぬまで進行がんにならない成長の遅い早期がんも検診で拾い上げてしまうことによって生じます．

コラム ❶ リードタイム・バイアス：カオリとサオリ

カオリとサオリは一卵性双生児として生まれましたが，出生直後に両親が交通事故で亡くなり，2人は別々の家庭に養子として引き取られました．カオリの里親は2人とも大学の教員で比較的裕福でした．カオリの学業成績は優秀で，名門と呼ばれる大学から法科大学院に進み，優秀な成績で卒業後，弁護士となり活躍していました．

カオリは医療にも強い関心があり，健康維持のため毎日のジョギングとジム通いは欠かさず，食事にも気を配り，サプリメントに月に数万円も支出していました．病気の予防に関心があったカオリは35歳のとき，初めてマンモグラフィーを受けました．すると，予期しなかったことに，右胸の一部にわずかに影が映っていたのです．この結果にカオリはひどく狼狽し，以降の日々を多くの不安を抱えたまま過ごすことになりました．

この病変は超音波検査でも確認され，穿刺による生検が行われました．恐怖に怯えながら結果を待った数日後，病理検査の結果は「悪性の可能性は否定できない」というもので，カオリは乳腺外科を紹介されました．しばらくして行われた切除生検の結果はがん陽性で，カオリは右乳房の切除術とリンパ節郭清，および放射線治療を受けました．手術後に生じた肺梗塞とカテーテル関連血流感染の合併症の影響もあり，その後の経過は芳しくありませんでしたが，持ち前の強い意思でカオリは仕事にも復帰しました．かかりつけの乳腺外科医への定期的な通院を欠かさなかったカオリですが，その後40歳のときに左乳房に乳がんがみつかり，手術と化学療法，再発などを繰り返して，結局，50歳で亡くなりました．

一方，サオリは里親が2人とも芸術家という家庭に引き取られました．決して裕福ではなかったものの，自由を謳歌する環境で育ったサオリは，自らも演劇と音楽に情熱を見いだし，仲間と世界中をヒッチハイクして旅しました．サオリは奔放で常に複数パートナーがおり，酒，タバコ，それにマリファナも嗜みました．ヒッピーのような暮らしを続け，49歳になった頃，サオリは不自然な体重低下に気づきました．そういえば最近よくめまいがするし，腰も痛いと思いましたが，あまり気にせずに過ごしていると，ある日シャワー中に左乳房の大きなしこりに気づきました．病院にかかると（サオリが病院に行くのは20年ぶりくらいでした），乳がんであることを告げられ，すでに手がつけられないほど全身に転移していることが判明しました．サオリは緩和医療を選択し，50歳でこの世を去りました．

カオリとサオリは，同じ年に同じ病気が原因で亡くなりました．ところが，2人の「5年生存率」を比較すると，大きな違いがあります．なぜでしょう？　当然ですが，カオリのほうが「早期に」診断されたからです．しかし，この早期発見がカオリの真の生存期間の延長に寄与したかは疑わしく，少なくともカオリの乳がんによる死亡を防ぐことはできなかったのは確かです．こうした，疾患の早期発見が生存率を向上させるかのようにみせることをリードタイム・バイアスといいます．（青柳有紀）

これらのがんは，もともと患者の健康に影響を与えないため，みつかったとしても健康増進効果はありません．逆に，外科的切除などの予防的介入を通じて合併症が起きるなど，患者への不利益につながります．

　例えば，甲状腺乳頭がんは成長が遅いがんとして有名ですが，韓国では超音波による検診が広まったことにより，乳頭がんの発症率がここ20年で10倍以上に激増しました．そのほとんどが早期がんであり，1 cm以下の小さいものが多くを占めます．その間，韓国民のうち甲状腺がんで亡くなる方の数は大きく変わっていません．甲状腺がんと診断された人における生存率を考えると，過去20年で大きく改善したようにみえますが，これは過剰診断によるバイアスを大きく受けており，検診の有効性を示すものではありません（図3）[3]．

　これを防ぐためには，検診をする群としない群での死亡率の比較が必要です．**早期がんが多くみつかったことががん検診の有効性の証明にならない**ことにご注意ください．

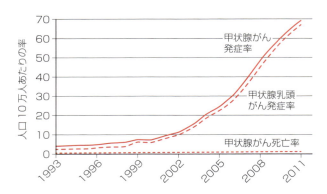

図3 1993～2011年の韓国における甲状腺がん症例とそれに関連する死亡率

文献3）より引用

本音トーク 4 がん検診の適応判断は年齢が重要

　これまでの議論でも取り上げた通り，がん検診においては利益と不利益のバランスを慎重に吟味し，対象を決定する必要があります．そのうえで最も重要な観点は，検診は患者に（検診をしなければ起こらなかった）無用な害を与えうることです．がん検診で得られる利益の大きさを決定する重要因子は「有病率（罹患率）」であり，年齢が有病率と強く相関（一般的にがんでは高年齢で有病率が高くなる）するため，「年齢」はがん検診の対象者を考えるうえで重要な要素となります．結果として，最初の例で挙げた通り，USPSTF も対象となるがんごとに年齢を細かく区切って推奨を出しています．

　乳がんに関して，

---

1. USPSTF は 50〜74 歳の女性に対して，2 年ごとにマンモグラフィーによる乳がん検診を受けることを推奨している
2. アメリカがん協会は 45 歳から毎年の検診を勧めている
   （55 歳からは 2 年に 1 回でもよいとしています）
3. 日本では国立がん研究センターが 40〜74 歳までの検診を推奨している

これらの推奨の根拠となる利益と不利益の関係性を理解するために，アメリカのデータをみてみましょう（わかりやすくするため，数値を一部簡略化しています）．

●アメリカにおけるがん検診の「利益」「不利益」の話

　1,000 人の女性が，50 歳から 10 年間，毎年乳がん検診を受けるとします．すると，10 年間で 30 人が乳がんもしくは前がん状態と診断されます．そのうち 6 人は検診の甲斐なく乳がんによって亡くなりますが，残りの 24 人は生存します．ただし，24 人のうち，検診のおかげで早期に治療でき生き延びた（検診がなければ亡くなっていた）のは 1 人か 2 人です．5〜10 人はそれを放っておいてもがんが進行することなく，命にかかわらなかっ

6. 現在行われているがん検診に意味はあるのか…？　　85

た人々（過剰診断ケース）です．残りの 15〜20 人は，検診を受けても受けなくても，いずれ乳がんの診断がついて治療を受け，生き延びていた人々です．

このほか，1,000 人のうち 600 人が，少なくとも 1 回はマンモグラフィーで異常が指摘され，精密検査を受けることになります（偽陽性ケース）．そしてそのうち 100 人は，1 回は針生検を受けることになります．

以上から，5〜10 人の「放っておいてもがんが進行しない人たち」は，検診によってがんが発見され，手術や，ときに化学療法を受けることになります．600 人の「偽陽性がみつかる人たち」は，がんかもしれない不安を感じ，100 人は生検という侵襲的な検査を受けます．

では 1,000 人の女性が 40 歳から 10 年間検診を受けた場合はどうでしょうか．その場合，20 人が乳がんもしくは前がん状態と診断されます．そのうち 3 人は乳がんで亡くなりますが，残りの 17 人は生存します．そのうち，検診のおかげで生き延びた（検診がなければ亡くなっていた）のは 1 人いるかいないかです．5 人程度は過剰診断ケースで，残りが検診の有無にかかわらず生き延びていた人々です．逆に，600 人は 1 回以上のマンモグラフィー異常を指摘されます．つまり**偽陽性ケースの数は変わらない**のです！　そして，そのうち 70 人程度は針生検を受けることになります．

利益と不利益のバランスが年齢層によって異なることを理解いただけたでしょうか？　これはあくまで推計の 1 例ですが，アメリカでは 40 歳代の罹患率は 50 歳代の 3 分の 2 程度であるため，以上のような数値感になります．また，若い人では乳房濃度が濃く，マンモグラフィーでの読影がしにくくなることが，（乳がん罹患率が低いにもかかわらず）40 歳代の偽陽性が 50 歳代と同程度発生する理由になっています．

日本では，40 歳代後半での乳がん罹患率が最も高く，40 歳代と 60 歳代の二峰性の分布となっており，年齢とともに罹患率が上昇するアメリカとは分布が異なっています．また，年齢調整罹患率はアメリカに比べ日本は半分程度であり，

86　　第 1 部　予防医学

集団を対象にした場合の利益はその分圧縮されることになります．

　これらを踏まえると，本音トーク1で挙げた予防的介入の4つの原則のうち，1と2に関しては，疾患自体の特性や医学技術といった世界標準のエビデンスを元にした議論ができる一方，3に関しては地域の疫学統計（罹患率や年齢分布）を元にした議論と意思決定が必要になるといえるでしょう．逆の見方をすれば，1か2が満たされないがん検診は，国や地域にかかわらず推奨されないといえます．さらに4に関しては本音トーク5でみるように，より一層の地域性を考慮すべき項目になります．

本音トーク5　がん検診の費用対効果分析は慎重に

　前述の通り，USPSTFはがん検診の推奨を出す際に，費用対効果を検討の対象外としています（一方，明示的ではないにせよ一部の推奨において費用対効果を考慮したのではないか，という批判もあるにはあります）．学術的・臨床的な有効性評価においてはそれが正しい一方，集団を対象とした検診を実施するかどうかといった政策的な意思決定においては，費用対効果を検討せざるをえません．

　費用対効果とは，ざっくりといえば，「一定の健康を得るためにどれだけお金がかかるのか…？」を示す指標です．「お金」の概念を入れた瞬間に，顔をしかめてしまう方もいるかもしれませんが，残念ながら（？），予防医学を語るうえではお金の話は避けられません．なぜなら，予防医学は最初に定義した通り，「個人だけでなく地域や集団を対象にし，人々の健康を増進する」ために存在するからです．個人だけを対象とするだけであれば，その人に最高の医療を提供するためにあらゆる限りの知識と資源を投入することも，倫理的に許容されるでしょう．しかし，地域や集団を対象にした場合，「全体として限りある資源をどう配分すると最も健康が増進されるのか…？」を考えなければいけません．

　がん検診の費用対効果を検証する際には，主にコスト/QALY（QALY 1単位を得るのにかかる費用，QALY：quality-adjusted life year，15章参照）を単位とし

6. 現在行われているがん検診に意味はあるのか…？　　87

て用います．この場合のコストとは，検診をしない場合の総コスト（診断や治療などにかかる費用）と比べたとき，検診をした場合の総コスト（検診を含め診断や治療などにかかる費用）が追加的にどれくらいかかるかを示した値です．一般的には，アメリカでは「コスト/QALY が 5 万～10 万ドル以下」であれば妥当な費用対効果と考えられています（この閾値に特に学術的な根拠はありません）．

　ただし，費用対効果分析は有効な分析手法であるものの，方法論的な限界があり，政策決定において必ずしも金科玉条の論拠にはなりません．種々の限界の中でも**「結果は前提によって大きく変わりうる」**ことが重要な留意点であり，結果の解釈には十分な注意が必要です．

　費用対効果分析では，基本的に推計モデルを組み立てることで QALY とコストの計算を行います．例えば，「検診を受けると○％の確率でがんがみつかり」「そのうち○％は stage I であり」「その場合にかかる追加的な診断費用はいくら」「治療費はいくら」「生存率は○％」「その場合の QOL は○」というように，変数を前提条件として置いていきます．そして，それぞれの分岐点における確率（これを**「移行確率」**と呼びます）と，シナリオごとの QOL とコストを掛け合わせ，検診を受けた場合，受けなかった場合の期待 QOL とコストを算出します．これら計算に使う変数は，過去の研究に基づき確からしい値を用い，かつ変数に幅をもたせて感度分析を実施することで妥当性を高めます．しかしながら，それぞれの変数を決めるためのエビデンスは十全でない場合が多く（特に移行確率にはデータがなく，もっともらしい値を仮定的に置かざるをえない場合もある），どのデータを論拠とするかによって推計値が大きく変わる可能性があります．

　また，「コストに何を含めるか…？」「どのコストデータを使うか…？」によっても結果が変わります．医療にかかる直接的なコストのみを含めるのか，仕事を休むことによる機会損失といった間接的なコストも含めるのか，はっきりした決まりはありません．医療費 1 つを取っても，年々データは変わりますし（例えば，日本では薬の値段は薬価改定で大きく変わりえます），国によって大きく事情が異なります．したがって，5 年前の費用対効果分析が今日の状況に当てはまるとは必ずしもいえませんし，医療費や社会の構造が大きく異なる他国の費用対効果分析を，日本でそのまま使うことは極めて困難です．

表1　検診の費用対効果

	対象者	喫煙歴	検診スケジュール	コスト/QALY（米ドル）
Black ら[4]	55〜74 歳	30 箱 / 年以上	毎年×3 回	81,000
Villanti ら[5]	50〜64 歳	30 箱 / 年以上	毎年	28,240
McMahon ら[6]	50〜74 歳の男性	20 箱 / 年以上	毎年	149,000
	検診時 50 歳の男性	40 箱 / 年以上	毎年	130,000
Mahedevia ら[7]	検診時 60 歳の現喫煙者	20 箱 / 年以上	毎年	116,300

　1つの例として，すでにいくつかの研究で費用対効果が推計されている，低線量 CT による肺がんスクリーニングを取り上げてみます．すべてアメリカを対象にした研究であり，検診をしない場合と比べたときの費用対効果の推計結果です（表1）[4]〜[7]．

　対象者の年齢や喫煙歴がそれぞれ異なるという違いもありますが，コスト/QALY が研究によって大きく上下しているのがみて取れると思います．これらから，費用対効果分析は，

（臨床研究以上に）**単一の研究成果を用いて，結論を出すことには慎重であるべき**

といえます．また，結果の解釈にはモデルの裏にある前提条件も含めて理解し，少なくとも妥当な仮定が置かれているかの評価が必要になります．さらに，ベースケースの単一の値ではなく，感度分析による推計値の範囲（推計値がどれだけ前提条件の変更によってぶれるか）を評価することが重要といえるでしょう．

6. 現在行われているがん検診に意味はあるのか…？　89

本音トーク ⑥ 非推奨がん検診は明確にすべき

私の個人的な考えですが，

推奨されない医療行為を「推奨しない」と明らかにすること

が，医療のプロフェッショナルとしての真摯な態度だと思います．そこには，患者の健康を第一に考えるという，大前提の価値観に忠実かつ客観的な姿勢が表れているからです．一般的にいって，医師は医療行為・介入を追加するのは得意でも，追加しないという判断や中止するという判断をするのは苦手です．おそらく，「患者のために何かをやっている」という感覚が心理的に免罪符のように働くためでしょう．

患者が無症状のときに介入する予防医学は，今すぐ解決しなければならない問題を抱えた患者に対峙する救急医学や入院医学とは大きく異なり，「効果があるかどうかわからないが，患者を救うためにとにかくやるしかない」という臨床的判断を下すことに極めて慎重でなくてはなりません（あえて踏み込んでいうと，そのような判断を下すことは一般的に許されません）．もちろん多くの場合，エビデンスが完璧に整っていない中で判断を下していかざるをえませんが，「介入する」ことに対しての閾値が非常に高く設定されています．

がん検診に関しても考え方は同様です．USPSTF を例にとると，個別の臨床判断を下すべきとする C 推奨と異なり，**卵巣がん，膵臓がん，前立腺がん，精巣がん，甲状腺がんの 5 つに関しては，一律に実施を推奨しない D 推奨**となっています（英語では，recommend against と明確な表現が用いられています）．D 推奨の根拠として，「検診を受ける（健康増進）利益がない，もしくは不利益が利益を上回る中程度以上の確からしさがある」としています．

例えば甲状腺がんについて，基本原則に従うと，（少なくともアメリカでは）以下のようになると考えられます．

90　第 1 部　予防医学

1. 超音波検査で，無症候性のがんをある程度の正確さをもって検知できる可能性あり
2. 検診で発見できるのは主に進行の遅い乳頭がんであり，検診によって甲状腺がん死亡率が下がっていないという間接的なエビデンスも存在することから，治療的介入は患者の健康増進に資さないか，資するとしてもインパクトは限定的
3. 手術にともなう副甲状腺機能低下症および反回神経麻痺，放射線治療にともなう二次原発性がんおよび口内乾燥症といった重大な合併症が一定程度以上存在する．過剰診断および過剰介入が起こる可能性が高いことを考慮すると，害が利益を上回る蓋然性が高い

　国立がん研究センターが推奨を出しているのは，胃がん，大腸がん，肺がん，子宮頸がん，乳がん，前立腺がんの6つのみであり，日本では「推奨されない」がん検診が明確にされているとはいえません．人間ドックでエビデンスに基づかないがん検診が広く実施されている現状を考えれば，非推奨のがん検診を医学的見地から明確にする必要性は高いといえるでしょう．

(反田篤志)

あめいろぐ Conference

1. がん検診には明確な有効性のエビデンスあり
2. 「がんを早期発見できる検診」≠「有効な検診」
3. がん検診における4つの「バイアス」を理解せよ
4. がん検診の適応判断は年齢が重要
5. がん検診の費用対効果分析は慎重に
6. 非推奨がん検診は明確にすべき

あめいろぐ 関連ブログ記事はこちら

1. 乳がん検診必要？不利益もあります─内側から見た米国医療 18
   （http：//ameilog.com/atsushisorita/2015/01/04/164439）

2. これからの「正義（まさよし）」の話をしよう
   （http：//ameilog.com/atsushisorita/2012/05/03/205017）

●文献

1) 山田雅重．日英ことわざ文化事典．丸善出版．2017．p.217

2) 国立研究開発法人国立がん研究センター社会と健康研究センター検診研究部　検診評価研究室．科学的根拠に基づくがん検診推進のページ（http：//canscreen.ncc.go.jp/kangae/kangae3.html）

3) Ahn HS, Kim HJ, Welch HG. Korea's thyroid-cancer "epidemic" ─screening and overdiagnosis. N Engl J Med 2014；371：1765-7.

4) Black WC, Gareen IF, Soneji SS, et al. Cost-effectiveness of CT screening in the National Lung Screening Trial. N Engl J Med 2014；371：1793-802.

5) Villanti AC, Jiang Y, Abrams DB, et al. A cost-utility analysis of lung cancer screening and the additional benefits of incorporating smoking cessation interventions. PLoS ONE 2013；8：e71379.

6) McMahon PM, Kong CY, Bouzan C, et al. Cost-effectiveness of CT screening for lung cancer in the U.S. J Thorac Oncol 2011；6：1841-8.

7) Mahadevia PJ, Fleisher LA, Frick KD, et al. Lung cancer screening with helical computed tomography in older adult smokers：a decision and cost-effectiveness analysis. JAMA 2003；289：313-22.

8) Brenner H, Stock C, Hoffmeister M. Effect of screening sigmoidoscopy and screening colonoscopy on colorectal cancer incidence and mortality：systematic review and meta-analysis of randomised controlled trials and observational studies. BMJ 2014；348：g2467.

9) Hardcastle JD, Chamberlain JO, Robinson MH, et al. Randomised controlled trial of faecal-occult-blood screening for colorectal cancer. Lancet 1996；348：1472-7.

10) Quintero E, Castells A, Bujanda L, et al. Colonoscopy versus fecal immunochemical testing in colorectal-cancer screening. N Engl J Med 2012；366：697-706.

11) Wegwarth O, Schwartz LM, Woloshin S, et al. Do physicians understand cancer screening statistics? A national survey of primary care physicians in the United States. Ann Intern Med 2012；156：340-9.

12) Winawer SJ. Natural history of colorectal cancer. Am J Med 1999；106（1A）：3S-6S；discussion 50S-51S.

13) Lee J-H, Shin SW. Overdiagnosis and screening for thyroid cancer in Korea. Lancet 2014；384：1848.

14) Pace LE, Keating NL. A systematic assessment of benefits and risks to guide breast cancer screening decisions. JAMA 2014；311：1327-35.

15) 国立がん研究センター．がん検診ガイドライン　乳がん．（http：//canscreen.ncc.go.jp/guideline/nyugan.html）

16) Puggina A, Broumas A, Ricciardi W, et al. Cost-effectiveness of screening for lung cancer with low-dose computed tomography：a systematic literature review. Eur J Public Health 2016；26：168-75.

92　第1部　予防医学

7. 予防接種および各種ワクチンの有効性

He benefits himself that does good to others.

他人に善を施すものは，自分自身にも益をもたらす[1]．

　ワクチンの予防接種は，スクリーニング，行動カウンセリング（生活様式の変更），予防的投薬（chemoprevention）とともに，臨床予防医学の中心を担う柱です．

実際に，医学史において
ワクチン以上に死亡率の低下に寄与した技術は存在しません

ワクチンの導入により，ジフテリア，麻疹，ポリオ，風疹，天然痘，侵襲性インフルエンザ桿菌 B 型の年間症例数は 99％以上減少しました．また，同様に百日咳，破傷風，ムンプス（おたふくかぜ）は 90％以上，A 型および B 型肝炎，水痘（水疱瘡）は 80％以上も減少しています．

　しかしながら，ワクチンの有効性に関する理解の低さや副作用に関する誤解などから，例えばアメリカでは 20％の子どもにおいて予防接種が不十分な状況にあります．また，途上国や医療へのアクセスが限られた地域ではワクチンの普及はいまだに十分ではなく，**ワクチンによる予防が可能な疾患（vaccine preventable diseases）**による死亡が多くみられます．事実，世界の生後 1〜59 カ月の小児の全死亡例のうち，その 11％が肺炎球菌ワクチンの接種，および 5.6％がインフルエンザ桿菌 B 型ワクチンの接種によって予防可能であったと報告されています[2]．

本音トーク 1 ワクチン接種は，自分のみならずコミュニティ全体を感染症から守る

ワクチンの本質は，極論すれば

あえて小さな感染を起こすことで「大きな感染」を防ぐ

という考え方です．抗原を接種することで，生体内でのTリンパ球および抗体産生を促し，将来における抗原への曝露の際に十分な免疫反応が得られるように備えるわけです．これにより，おのおのの人々の疾患リスクを著しく低下させることができます（個人免疫）．また，それは同時に，コミュニティにおける感染症の伝染リスクを低下させることになります（コミュニティを構成する人々における特定の感染性疾患に対する抗体の保有率が高ければ高いほど，その疾患の発生は抑えられます）．この考え方を**集団免疫 (herd immunity)** といいます．つまり，ワクチンの有効性には，下記のような2つの大きな側面が存在します．

> 1. 個人におけるベネフィット
> 2. コミュニティ全体のベネフィット

したがって，コミュニティにおけるワクチンの接種率が低下すると，ワクチンを接種しない個人における特定の疾患への感染リスクが上昇するだけでなく，コミュニティ全体にとって大きなコストが生じます．なぜなら，予防可能であったはずの疾患に罹患することで，余計な医療費が生じるからです．患者が長期に入院したりして労働をすることが不可能になれば，社会の生産性が低下します．また，疾患を発症した患者からほかの人々に疾患が伝搬します．換言すれば，「私がワクチンを接種すること」は，「私」にとって重要なだけでなく，「私以外の"あなた"」にとっても重要なことなのです．

94　第1部　予防医学

コラム ❶ ちまたに溢れる「ワクチン不要/害悪説」

ワクチンに関する誤解や妄想に基づいた見解が，特にウェブ上などで最近とみに目につくようになりました．ウェブ上では誰でも簡単に情報を発信できるため，以前であれば多くの人の目に触れることはなかったであろうナンセンスが，科学的根拠に基づいた信頼に価する情報と同列に検索結果として提示されてしまいます．したがって，情報を受け取る側に情報学的，科学的，および医学的リテラシーが欠如していると，そのようなナンセンスがときとして無視できない影響力をもちえます．

以前に，怖いものみたさと職業上の必要性に駆られて，「ワクチン不必要説」から「ワクチン害悪説」，果てはワクチンが人口抑制のためのものだとする「ワクチン陰謀説」までひと通り調べてみたのですが，一部に事実を含むものの結論として大きな誤謬がみられる見解などは，一般の人々にとって紛らわしく，さらに大きな誤解を招きかねないものでした．

こうしたワクチンをめぐる誤解やナンセンスの背景には，いくつかの原因が考えられます．1つには，

**ワクチンおよび予防接種という
概念そのものを理解することが
必ずしも簡単ではない**

ということが挙げられます．前述の「あえて小さな感染を起こすことで大きな感染を防ぐ」という考え方自体に，ある種の抵抗を覚える人がいるという事実は，理解できなくもないことです．一部の「naturopathy」と呼ばれる健康法を支持および実践している人の中には，一般的に現代医療で

使われている薬剤自体の有効性を否定するだけでなく，それらを有害と捉える人もいます．彼らにとって「人工的に精製されたワクチンを用いて病原体の抗原を体内に入れる」という考え方は，到底受け入れられないようです．

また，ワクチンにも多くの種類があり，生ワクチン，不活化ワクチン，トキソイド，結合型ワクチンなど字面が難しいものが多く，「弱毒化生ワクチン」と聞いて「毒が生で入っている（！）」と取り乱す人がいないともかぎりません．

しかし，今日にみられるような，一部の人々の「反ワクチン主義」に最も大きな影響を与えたのは，いわゆる「ウェイクフィールド事件」をおいてほかないでしょう．これは，イギリスの医師だったAndrew Wakefield（1957年〜）らが1998年にLancet誌に発表した論文[3]の中で，三種混合ワクチンと自閉症との関連を示唆した，というものです．この論文は，主に利益相反の観点（被験者の複数が，ワクチン製造元を訴えた裁判の担当弁護士の依頼人の子どもたちだった）から，2010年に撤回されています．つまり，この論文に関する「研究」は「研究」としての条件を満たしておらず，したがって「存在しなかった」ことになります．しかしながら，このウェイクフィールドの捏造は，「三種混合ワクチンと自閉症との関連を示すエビデンスが存在しない」にもかかわらず，一部の人々の誤解や妄想に大きな影響を現在も与え続けています．

（青柳有紀）

本音トーク 2 ワクチン接種による健康被害は救済されなくてはならない

　ウェイクフィールド事件（コラム1）に象徴されるように，ワクチンをめぐる誤解やナンセンスの背景として，ワクチンの利害に関する考え方が，多くの人々にとって必ずしも容易ではないという点が指摘できると思います．

ワクチンには害はないのでしょうか？
もちろん，あります．

ワクチンの多くは注射による接種なので，痛みがともないます．これも確かに「害」です．ときどき，注射を受けた部分が少し腫れて痛みをともなうことがあります．これも「害」です．数カ月前，季節性インフルエンザワクチンを受けた後，半日ほどなんだか体がだるくて，熱っぽい感じがしました．これは「害」ですか？　そう，これも「害」です．

　研修医1年めのとき，ワクチン接種後に急性散在性脳脊髄炎（acute disseminated encephalo myelitis：ADEM）を発症してしまった患者を担当したことがあります．これも，やはりワクチンの「害」でしょうか？　当然，そうです．では，なぜそのような有害事象を起こしうるワクチンが，予防医学あるいは公衆衛生の点から推奨されているのでしょうか…？

　それは，

現在推奨されているいずれのワクチンも
その「害」よりも「利益」のほうがはるかに大きいから

です．例えば，ワクチン接種後にADEMのような重篤な疾患が生じる確率は低く，10万人あたり0.1〜0.2件でしかありません．注射の痛みは軽微かつ一時的なものでしかなく，接種部の腫れや体のだるさも，それによって予防しようとする疾患が生じた場合の重大さに比較すれば無視できるものです．だからこそ，ワ

96　第1部　予防医学

クチンが推奨されるのです.

　しかし，すべてのワクチンが推奨されているわけではありません.言い換えれば，「害のほうが利益よりも大きいワクチン」も存在します.例えば，日本において，狂犬病ワクチンは定期ワクチンに入っていません.なぜでしょうか？　日本では，1956年以降，狂犬病の国内発生例がないからです.したがって，この場合，一般の人に狂犬病ワクチンを接種することは，無益どころか有害です.しかし，狂犬病の流行地域で，かつ曝露後の免疫グロブリン接種を行える医療施設が近隣にない地域に長期間滞在する予定があり，媒介動物との接触がある人に対してであれば，どうでしょうか？　予防医学あるいは旅行医学の専門家は狂犬病ワクチンの接種を推奨するでしょう.当然ですが，この場合，ワクチンの害よりも利益が大きいからです.

　多くの先進国において，定期ワクチンの一部として組み込まれている各種ワクチンは，専門的な立場から個別にその利益と害が詳細に検討され，有効性が確認されたものです.また，ワクチンの投与回数や複数のワクチンの同時投与に関する安全性についても，それが十分に確認されているもののみが推奨されます.アメリカでは，ワクチン分野の専門家で構成されるアメリカ予防接種諮問委員会（Advisory Committee on Immunization Practices：ACIP）が各ワクチンの有効性について検討し，推奨を行います.また，アメリカではワクチンの有害事象に対する無過失補償・免責制度があり，稀に起こる後遺症や医療や介護が必要となる人々に対する補償が行われます（ワクチンの害を被った人々は，個人および集団免疫に貢献するためにリスクを受け入れたために被害を被ったわけですから，社会によって補償されるのは当然のことです）.

　日本には「予防接種健康被害救済制度」があり，定期の予防接種によって健康被害が生じたり，死亡した場合には，予防接種法に基づく医療費・障害年金等の保障の対象になります.また，任意の予防接種によって同様の被害が生じた場合には，独立行政法人医薬品医療機器総合機構法に基づく救済制度の対象となります.

7. 予防接種および各種ワクチンの有効性　　97

本音トーク ③ 頻用されるワクチンの有効性

　次に，ACIP により成人に対してルーチンに使用することが推奨されている各ワクチンの有効性について検討したいと思います．

1. 麻疹・ムンプス・風疹ワクチン
（measles, mumps, rubella：MMR vaccine）

　MMR は麻疹，ムンプス（おたふくかぜ），風疹の混合ワクチンです．ワクチンプログラムが開始される 1963 年以前，アメリカでは毎年 300 万〜400 万人もの人々に麻疹に罹患し，48,000 人が入院加療を必要としていました．当時の麻疹ウイルスによる死亡者数は毎年 400〜500 人であったと報告されています．

　ワクチンの導入以後，麻疹の件数は 99％以上減少しました．アメリカでは，MMR ワクチンを 12〜15 カ月と 4〜6 歳の 2 回接種するのが標準的なスケジュールで，場合によって **MMRV** という**水痘（varicella）**ワクチンを加え四種混合ワクチンとして用いることもあります．日本では，MR ワクチンという麻疹と風疹の 2 種混合ワクチンと，ムンプスワクチンを別々に接種します．麻疹ワクチンの有効性は高く，2 回の接種で約 97％（範囲：67〜100％）の確率で麻疹を予防します．1 回の接種では 93％（範囲：39〜100％）とやや効果が低下します．

　ムンプスワクチンも麻疹ワクチン同様，非常に有効性に優れたワクチンです．1967 年の導入以後，アメリカにおけるムンプスの件数は 99％以上減少しました．2 回の MMR ワクチン接種による予防効果は 88％（範囲：66〜95％）で，1 回の接種の場合だと 78％（範囲：49〜92％）と報告されています[2]．

　風疹も，麻疹とムンプス同様，かつてはアメリカで流行した感染症でした．最後の大きなアウトブレイクが報告された 1964〜1965 年の間，風疹患者数は 1,250 万人に達したと見積もられています．しかしながら，ワクチン導入の効果により，2004 年には風疹はアメリカ国内では根絶されています．翻って日本では，2013 年の 14,344 人をピークに 2011〜2014 年の報告患者数合計は 17,429 人に上りました．またこれに関連して 45 件の先天性風疹症候群（congenital rubella

98　第 1 部　予防医学

syndrome）も報告されています[4]．これらの事象が日本における低いワクチン接種率と関連していることは明らかです．MMRワクチンは1回の接種で風疹に対し約97%（範囲：94〜100%）の予防効果を発揮します．

なお，MMRワクチンの有効期間は「終生」と考えられています．

2. 破傷風・ジフテリア・百日咳ワクチン （tetanus, diphtheria, pertussis vaccine）

日本では，下記のワクチンが使用されています．

ジフテリア（diphtheria）
百日咳（pertussis）　　　三種混合ワクチン（DPT, DTaP）
破傷風（tetanus）　　　（DTaP：diphtheria, tetanus, acellular pertussis）

＋

ポリオ（inactivated polio vaccine：IPV）を加えた四種混合ワクチン（DPT-IPV，2012年から導入）

＋

ジフテリアと破傷風の二種混合ワクチン（DT）

生後3カ月から18カ月までにDPT-IPVを計4回接種し，11歳以降に5回めのDTを追加接種します

破傷風トキソイドワクチンおよびジフテリアトキソイドワクチンの効果は臨床試験によって調査されたことはありませんが，抗体価から推測されるのは，定期接種のスケジュールに従えば，破傷風に対し100%，ジフテリアに対し97%有効であると考えられています．日本で百日咳ワクチンとして用いられているDPTの有効性は，計5回の接種後1年以内で98%と推測されますが，5年後では約71%に低下します．これは，おそらく抗体価の低下に関連しているものと考えられています．

アメリカと日本には，**百日咳ワクチン**の扱いをめぐって**ワクチンギャップ**が存在します．アメリカでは11〜18歳の青年期および19〜64歳の成人期に，日本に

7. 予防接種および各種ワクチンの有効性　99

おける DT ではなく百日咳成分を含む Tdap を 1 回ずつ，さらに毎妊娠 27～36
週に Tdap 接種が推奨されています．65 歳以上の高齢者については，乳児との接
触がある者や，過去に Tdap 接種歴がない者への接種が推奨されています．その
ため，日本における現行のワクチンスケジュールに従えば百日咳の流行の危険性
が（特に成人で）増加するのは予見可能ともいえます．百日咳は定点把握の対象
となる 5 類感染症ですが，2008～2010 年に全国的な流行がみられ，興味深いこ
とに 2002 年の成人患者報告数は定点あたり 0.019 人だったのが，2010 年には
0.861 人と顕著に増加し，全患者の約 50％を占めました．

3. 水痘ワクチン（varicella vaccine）

　アメリカではかつて水痘患者が毎年 400 万人報告され，うち死亡者は 100～
150 人にのぼりました．アメリカでは MMR（麻疹・ムンプス・風疹ワクチン）と
同時に 12～15 カ月と 4～6 歳の 2 回接種するのが標準です．日本でも 2004 年か
ら水痘ワクチンの定期接種がようやく開始されました．1 回めの接種は標準的に
は 12～15 カ月までの間に行い，2 回めの接種は 1 回めの接種から 3 カ月以上経
過してから行います（標準的には 1 回め接種後 6～12 カ月まで経過した時期に行
います）．ワクチンの有効性は高く，1 回の接種で 85％の予防効果（重篤な水痘
に対する予防効果はほぼ 100％）を示し，2 回接種の場合には 98％に達します．
ワクチンが有効な期間についてはまだ明確にわかってはいませんが，一般的に生
ワクチンの効果は長期間であり，少なくとも 8～10 年は有効であると考えられます．

4. 帯状疱疹ワクチン（herpes zoster vaccine）

　日本では 2016 年にようやく帯状疱疹ワクチン（弱毒生ワクチン）が承認されま
した．接種対象者は基本的に 50 歳以上で禁忌となる免疫機能の不全がない者で
す．アメリカでは免疫機能が正常な 60 歳およびそれ以上のすべての成人に対し
て推奨されています．

　60 歳およびそれ以上の成人 38,000 名を対象にした臨床試験では，帯状疱疹の
発生率に 51％の減少がみられ，**帯状疱疹後神経痛（post-herpetic neuralgia）**
は 67％も減少しました．ワクチンの有効性は 70 歳以上（38％）と比較して 60～
69 歳（64％）でより高いものでした．有効期間についてはまだ詳細は判明してな
いものの，接種から 5 年以降では効果の減少がみられることが報告されています[5]．

5. 肺炎球菌ワクチン（pneumococcal vaccine）

2013年以降，日本では肺炎球菌ワクチンが定期予防接種に追加され，7価のワクチン（PCV7）に代わって，13価ワクチン（PCV13）が承認されました．従来用いられていたPCV7は対象となる血清型の肺炎球菌による侵襲性疾患を97%も減少させ，小児では胸部X線写真で確認される肺炎症例を20%，中耳炎症例も7%減少させることが報告されていました．このPCV7との比較において，PCV13は遜色ない抗体反応と侵襲性疾患に対する予防効果が確認されています．

また，オランダで行われた85,000人の65歳およびそれ以上の成人を対象としたランダム化比較試験（RCT），CAPiTAでは，対象となる血清型による肺炎に対し，45.6%の予防効果がPCV13に認められました[5]．また，侵襲性疾患全体ではその効果は75.0%[5]，それ以外の血清型による肺炎（菌血症例を除く）に対しても45.0%の効果があると報告されています．

成人，特に65歳以上の高齢者に対し用いられる23価のワクチン（PPSV23）は，通常は投与から2〜3週間で良好な抗体反応がみられます．対象となる血清型による侵襲性疾患に対し，60〜70%の予防効果を示しますが，この効果は小児や免疫機能に問題があるホスト（宿主）においては劣るとされています（免疫不全患者に対しては重篤な侵襲性疾患のリスクを考慮し投与が推奨されています）．また，PPSV23の侵襲性疾患に対する予防効果は示されているものの，菌血症をともなわない肺炎の予防効果については十分に証明されていません．

6. インフルエンザワクチン（influenza vaccine）

アメリカでは，ACIPの勧告により，禁忌のない生後6カ月以上のすべての人に対し，インフルエンザウイルスAおよびB型に対する毎年のワクチン接種が推奨されています．ワクチンの有効性は，用いられるワクチンの種類とその年に流行するウイルスの型がマッチするかどうかによって異なることが知られています．両者の組み合わせが近い場合，最大で50〜60%の予防効果があります．重要なことは，**仮にこの組み合わせが近くなくても，インフルエンザの発症，それによる入院または死亡を有意に低下させる効果が認められるということです**．

アメリカにおける 2015〜2016 年のインフルエンザの流行時期において，季節性インフルエンザウイルス A/B 型のワクチンの有効性は全体で 47％と報告されています[6].

　インフルエンザワクチンの有効性の中で，特筆すべき点がいくつかあります．1 つは心血管系のベネフィットです．過去の RCT を対象としたメタ分析では，ハイリスクな心血管系疾患を有する患者群において，インフルエンザワクチンが主要な心血管イベントのリスクを有意に低下させることが示されました[6].　特に，最近の急性冠動脈症候群の既往がある群においてこの傾向は最も顕著でした．ほかにも，インフルエンザウイルス感染が重症化しやすい妊婦において，ワクチンの投与がインフルエンザに関連した疾患に対して予防効果をもつのみならず，児に対しても生後 6 カ月まで予防効果があることが証明されています．

7.　ヒトパピローマウイルスワクチン
（Human papilloma virus：HPV vaccine）

　日本では，執筆時現在，2 価ワクチン（サーバリックス®）と 4 価ワクチン（ガーダシル®）が使用可能です．サーバリックスは，子宮頸がんの 70％，および肛門がんの 80％の原因となる HPV16 および HPV18 に対して予防効果があり，ガーダシルは HPV16 および HPV18 に加えて，尖圭コンジローマの 90％の原因とされる HPV6 および HPV11 に対しても予防効果をもちます．このため，ガーダシルは，女性における尖圭コンジローマおよび男性同性愛者における肛門上皮内がんの発生率を低下させることが証明されています．2006 年にアメリカでガーダシルが推奨されるようになって以降，ワクチンがカバーする HPV 型による 10 歳代女性における感染が 56％も低下し，この傾向は 20 歳代前半の女性でもみられました．また，10 歳代における尖圭コンジローマ症例も減少しており，これらの傾向はほかの国々においても確認されています．

　HPV ワクチンは，すでに起こってしまった感染を治癒する機能はありませんが，まだ感染が起こっていない型に対する予防作用はあります．有効期間については，ワクチン自体が導入から比較的新しいため，不明な点もありますが，現在までのところ，接種から 8〜10 年経過した人々に予防効果の減少は報告されていません．

（青柳有紀）

あめいろぐ Conference

1. ワクチン接種は，自分のみならずコミュニティ全体を感染症から守る
2. ワクチン接種による健康被害は救済されなくてはならない

あめいろぐ 関連ブログ記事はこちら

1. 「ワクチン情報集」
   （http://ameilog.com/vaccine-info）

2. 「DTap Vaccine ジフテリア・破傷風・百日咳ワクチン」
   （http://ameilog.com/junsasaki/2012/02/26/135620）

3. 「Tdap/Td Vaccine 破傷風・ジフテリア（・百日咳）ワクチン」
   （http://ameilog.com/junsasaki/2012/02/29/080058）

4. 「Varicella Zoster (Shingles) Vaccine 帯状疱疹ワクチン」
   （http://ameilog.com/miwakokobayashi/2012/03/06/080040）

● 文献

1) 山田雅重．日英ことわざ文化事典．丸善出版，2017．p.122
2) Centers for Disease Control and Prevention. Vaccines and Preventable Diseases. https://www.cdc.gov/vaccines/vpd/index.html（2016 年 12 月 28 日閲覧）
3) Wakefield AJ, Murch SH, Anthony A, et al. Illeal-lymphoid-nodular hyperplasia, non-specific colitis, and pervasive developmental disorder in children. Lancet 1998；351：637-41, retracted.
4) 国立感染症研究所．IASR 2015；36：122-3.
5) The Medical Letter on Drugs and Therapeutics. 2014；12：39-48.
6) Influenza vaccine for 2016-2017. Med Lett Drugs Ther 2016；58：127-30.
7) Gatera M, Bhatt S, Ngabo F, et al. Successive introduction of four new vaccines in Rwanda：High coverage and rapid scale up of Rwanda's expanded immunization program from 2009 to 2013. Vaccine 2016；34：3420-6.
8) Weber CG. Clinical Preventive Medicine 2016 (The Clinical Medicine Series Book 33). Pacific Primary Care PC.
9) 百日咳 2008〜2011 年．国立感染症研究所．IASR 2012；33：321-2.

7．予防接種および各種ワクチンの有効性　　103

コラム ❷ ルワンダのワクチン事情：ワクチン接種における5つの障壁

世界保健機構のデータによれば，ルワンダのワクチン普及率は周辺諸国と比較して非常に高いといえます．三種混合，BCG，ポリオ，麻疹の各ワクチンの接種率は90%を超えています（図1）[7]．

ワクチンの接種率向上のためには，以下の5つの点が重要とされています．

1. データの信頼性と活用活動の関与
2. 辺境の地や接種から取り残された人々に対するワクチンの利用環境の向上
3. 強固な医療体制
4. いつでも利用可能なワクチンの接種環境

現在，必要なワクチンを受けられない世界の子どもたちの過半数以上が，アンゴラ，コンゴ民主主義共和国，エチオピア，インド，インドネシア，イラク，ナイジェリア，パキスタン，フィリピン，ウクライナに集中しています．政治的に不安定であったり，広い国土に多くの人口を抱えたり，島しょ部が多く，医療機関へのアクセスに問題がある途上国において必要なワクチンを普及させることは大きな困難がともないます．

ルワンダでは，ジェノサイド以降，社会的なインフラが急速に発達しました．例えば，国内の幹線道路はすべて舗装・整備されており，治安も良好で，外国人が重大な犯罪に巻き込まれるようなことはほとんどありません．ルワンダには30の地方行政単位（district）が存在しますが，各districtにはgeneral practitioner（GP）と呼ばれる一般医が治療にあたっています．またdistrict内のコミュニティごとにHealth Centerが存在し，看護師やcommunity health workerと呼ばれる特別に訓練を受けた住民が，ワクチン接種だけでなく，マラリアや下痢疾患をはじめとする頻度の高い疾患の治療を行っています．このような比較的強固な医療体制を背景に，カガメ大統領および歴代の保健大臣の強力なリーダーシップのもと，真面目で勤勉な国民性も相まって，ルワンダのような国で現在のようなワクチンの普及が実現していることは注目に値します．

（青柳有紀）

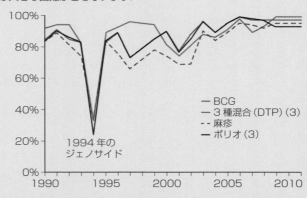

図1　ルワンダにおけるWHOが推奨するワクチンの接種状況
文献7）より引用

第2部

実臨床に直結した予防医学

8章　感染症

9章　心血管疾患

10章　整形外科

11章　神経科・精神科

12章　実臨床でできる予防医療の注意点とコツ（一般外来）

8. 感染症

If you can't measure it, you can't manage it.

—— *Peter F. Drucker*（*1909～2005*年）

測定できないものは，管理することもできない．

本音トーク 1 医療関連感染（HAI）予防の柱は 感染リスク軽減策にあり

　医療施設との接触がない者がコミュニティ内における曝露に関連して生じる感染を**市中感染（community-acquired infection）**と呼びます．これとは対照的に，医療施設における曝露により生じる感染のことを**医療関連感染（healthcare-associated infection：HAI）**と呼びます．HAI の影響は無視できるものではなく，例えば，アメリカでは入院患者 25 人につき 1 人に少なくとも 1 つの HAIを生じることが報告されています．2011 年の 1 年間に，全米の急性期病院において約 722,000 件の HAI が生じ，75,000 人もの患者が入院中の HAI により亡くなったと見積もられています（表 1）[1]．

　HAI 予防の大きな柱となるのは，

1. 医療施設における病原体への曝露によって生じる感染のリスクの軽減
2. 手技や医療器具の使用に関連した感染リスクの軽減

の 2 点です．この目的のために，多くの医療施設では感染予防を担当する専門的なチームが組織されています．彼らは，院内で検出される耐性菌の動向や，手技および医療器具に関連した感染の動向をモニタリングしつつ，院内でのアウトブ

表1 急性期病院で生じた HAI の推定（アメリカ，2011 年）

感染部位	推定数
肺炎	157,500
消化器系疾患	123,100
尿路感染症	93,300
血流感染	71,900
手術部位感染（入院患者の手術）	157,500
その他の感染	118,500
病院内における感染の推定総数	721,800

［文献 1）より引用］

レイクの調査（例：ノロウイルス感染，インフルエンザウイルス感染，クロストリジウム・ディフィシル感染など），および医療従事者への感染予防のためのさまざまな教育や介入も担当します．

本音トーク 2 サーベイランスで介入の是非と効果を"計る"

　ほかの章でも繰り返し述べられているように，医学専門領域としての予防医学は常に data-driven（データによって導かれる）であり，エビデンスを重視します．**医療の質の改善（quality improvement：QI）**の分野でしばしば引用される表現に，

計れないものを改善することはできない
"You cannot improve what you cannot measure"

というものがあります．HAI 対策を担う感染予防チームが，しばしば hospital epidemiologist（院内疫学専門家）によって率いられているのには理由があり，第一に正確なデータの収集と分析を継続的に行う必要があるからです．ベースラインとなる正確なデータが存在しなければ，そもそもどのような介入をすべきかが議論できず，またどのような介入を実施したとしても，それらに効果があったかどうかも判断できません．

8. 感染症　107

サーベイランスを実施するうえでは，当然，その対象となる疾患（例：手術部位感染）の定義ついて正確に理解し，診断手順を守る必要があります．そうすることによって，同一施設内のみならず，ほかの施設とのより正確な比較が可能になるからです．アメリカでは National Healthcare Safety Network（NHSN）が定める定義に従ってサーベイランスが行われています．日本では，例えば**手術部位感染（surgical site infection：SSI）**に関しては，日本環境感染学会の JHAIS（Japanese Nosocomial Infections Surveillance）委員会がその役割を担っており，データ収集および年 1 回のフィードバックを実施しています．多くの医療施設でサーベイランスの対象としているのは，下記のような項目です．

1. 手術部位感染（surgical site infection：SSI）
2. カテーテル関連尿路感染症（catheter-associated urinary tract infection：CAUTI）
3. 中心静脈カテーテル関連血流感染症（catheter related blood stream infection：CRBSI）
4. 人工呼吸器関連肺炎（ventilator-associated pneumonia：VAP）
5. クロストリジウム・ディフィシル感染（*Clostridium difficile* infection：CDI）
6. 多剤耐性菌感染（multidrug-resistant bacteria infection）　など

本音トーク3 標準予防策（スタンダード・プリコーション）が HAI 予防の鍵

医療関連施設において，院内感染予防の観点から患者と接触するすべての医療従事者に励行されるのが，次のような標準予防策と呼ばれる感染予防策です．

108　第2部　実臨床に直結した予防医学

1. 手指衛生
2. 血液もしくは体液への接触リスクが考えられる際の手袋，ガウン，マスク，眼を保護するためのシールドの使用
3. 咳や気道分泌液の排出がある患者および医療従事者のマスクの使用や，別室の待合室の使用など
4. 針刺し事故防止のための適切な手技および器具の使用

この中でも，**手指衛生（hand hygiene）**，すなわち，

**水と石鹸もしくはアルコールを基材とする
消毒剤を用いて手を洗うことは，
医療関連施設における微生物の伝搬を防ぐうえで最も重要な予防策**

です．これは，ある患者から別の患者への伝搬を防ぐという意味だけでなく，同一患者の異なる部位への感染の伝搬（例：黄色ブドウ球菌による皮膚および軟部組織感染からの，末梢静脈ラインを介した菌血症）を防ぐ意味でも重要です．

手指衛生は，以下の際に実施するのが原則です．

1. 患者に触れる前
2. 清潔操作の前
3. 体液への曝露あるいはそのリスクがあった後
4. 患者に触れた後
5. 患者の周囲にあるものに触れた後

これに加えて，通常は患者がいる部屋に入室する前後にそれぞれ手を洗うことが義務づけられている施設がほとんどです．アルコールを基材とする消毒剤と水と石鹸のどちらを用いてもよいとされていますが，注意しなくてはならないのは，アルコールを基材とする消毒剤では，例えば，芽胞を有するクロストリジウム・ディフィシルやノロウイルスに対する活性に乏しいということです．そのため，

8. 感染症　　109

これらの感染が疑われる患者との接触に関連した手指衛生では，水と石鹸による洗浄が必要となります．

本音トーク4　病原体の特性に応じて，適切な隔離予防策を

　標準予防策に加えて，特定の病原体の院内における伝搬を防ぐ目的で隔離予防策が用いられることがあります．隔離予防策には，以下の3つのレベルが存在します．

> 1. 接触予防策（contact precaution）
> 2. 飛沫予防策（droplet precaution）
> 3. 空気予防策（airborne precaution）

1. 接触予防策（contact precaution）

　メチシリン耐性黄色ブドウ球菌（methicillin-resistant *Staphylococcus aureus*：MRSA），バンコマイシン耐性腸球菌（vancomycin-resistant *Enterococcus*：VRE），多剤耐性グラム陰性菌などが定着している患者，および腸管感染症（クロストリジウム・ディフィシル，病原性大腸菌など）や疥癬，また RS ウイルスなど飛沫とならんで接触による伝搬が起こりうる呼吸器系ウイルスに対して，接触予防策の適応があり，標準予防策に加えて手袋，ガウンの使用が必要となります．また，可能な限り対象となる患者をほかの患者とは別室で管理するか，同様に接触予防策が必要な患者をまとめてそれ以外の患者とは別室で管理することも推奨されます．使用する機器（例：血圧計や点滴棒など）は可能であれば対象となる患者専用とし，やむをえずほかの患者に対しても使用する場合は適宜消毒してから使用します．

2. 飛沫予防策（droplet precaution）

　飛沫（5 μm もしくはそれ以上の大きさの気道分泌液の粒子）により伝搬される疾患の患者を対象にした隔離予防策です．この大きさの粒子は最大でも 2 m 程度しか飛散しないため，これよりも患者に接近する場合には標準予防策に加えて

サージカル・マスクの使用が必要となります．髄膜炎菌，インフルエンザ桿菌B型，マイコプラズマ・ニューモニエ，百日咳菌（*Bordetella pertussis*），RSウイルス，インフルエンザウイルス，風疹ウイルス，ムンプスウイルス，アデノウイルスなどによる感染，もしくはそれらが疑われる場合に適応となります．接触予防策同様，対象となる患者を別室で管理，もしくは同様に予防策が必要な患者をまとめて管理することが推奨されます．また飛沫予防策が必要な患者が自室を出る場合（例：画像診断検査のための院内における移動）にはその都度マスクを使用させます．

3. 空気予防策（airborne precaution）

　結核菌，水痘帯状疱疹ウイルス，麻疹ウイルス，SARS（severe acute respiratory syndrome，重症急性呼吸器症候群）ウイルス，天然痘ウイルスなど，5 μm以下の気道分泌物の粒子を介して伝搬が起こりうる疾患に罹患している，またはそれらが疑われる患者を対象とした隔離予防策です．1時間あたり6～12回の空気交換が行われる陰圧室における個別管理が基本で，標準予防策に加えてN95マスク（0.3 μmの粒子を95％以上捕集できるマスク）の使用が必要となります．麻疹や水痘患者の管理に際しては，抗体をもたない医療従事者の病室への入室は禁止となります．また，N95マスクの使用に際しては，装着部からの外気の侵入がないことを確認するためのフィッティング・テストをあらかじめ個々の医療従事者に実施していなくてはなりません．

本音トーク⑤ 予防的抗菌薬は，適切な種類を適切なタイミングで，適切な期間投与

1. 手術部位感染（surgical site infection：SSI）

　疾患の一次予防として，抗菌薬の投与がエビデンスに基づいて推奨されるケースは限定されています．最も代表的な例としては，**手術部位感染（surgical site infection：SSI）**を防ぐための抗菌薬の使用でしょう．アメリカでは外科患者における院内感染の38％はSSIであり，外科患者の24人につき1人に術後のSSIが生じると報告されています[2]．SSI予防を目的とした予防的抗菌薬投与の原則は，コスト，安全性，薬物動態，殺菌作用，耐性出現の抑制といった観点

から，適切な抗菌薬を適切なタイミングで適切な期間投与することにあります．したがって，その内容は施行される手術によって異なります．

　SSI 予防として抗菌薬が有効な例をいくつか挙げてみましょう．例えば心臓外科領域（冠動脈バイパス手術，弁置換，ペースメーカー植え込みなど）で問題となる SSI の例として縦隔炎や胸骨骨髄炎が挙げられますが，その原因となる病原体は，多くの場合，皮膚常在菌に関連した黄色ブドウ球菌（*Staphylococcus aureus*）や表皮ブドウ球菌（*Staphylococcus epidermidis*）です．これらをターゲットとした，第一世代（例：セファゾリン）もしくは第二世代セファロスポリン（例：セフロキシム）の予防的使用により，SSI は 5 分の 1 にまで減少します．またこの際に，術後 48 時間以降の継続的投与は SSI の減少に関連しないことが明らかになっています．また，胸部外科領域（肺葉切除，肺切除，開胸術など）では術後の肺炎や膿胸などが SSI として問題になりますが，これらの原因となるのは，黄色ブドウ球菌や表皮ブドウ球菌などのグラム陽性球菌に加えて，クレブシエラ（*Klebsiella*），緑膿菌（*Pseudomonas aeruginosa*），エンテロバクター（*Enterobacter*）などのグラム陰性菌，あるいは真菌などです．セファゾリンを使用したグループとプラセボを用いた対照群とのランダム化比較試験（RCT）では，手術部位感染率に 1.5% 対 14.0% という大きな差がみられました[3]．

　SSI 予防のための抗菌薬投与のタイミングは，術部切開から 30〜60 分以内に開始するのが基本ですが，バンコマイシンおよびキノロン系の抗菌薬に関しては，半減期などの薬物動態の観点から 120 分前に開始するのが一般的です．また，長時間（使用する抗菌薬の半減期の 2 倍を超える時間）手術や，出血量が 1.5 L を超える場合には，追加の予防的抗菌薬投与が必要になります．前述のように，術後に予防的抗菌薬投与を長時間続けるベネフィットはなく，24 時間以内に中止されることが推奨されています．

2. 細菌性心内膜炎（bacterial endocarditis）
　2014 年の American Heart Association/American College of Cardiology[4] によるガイドラインでは，細菌性心内膜炎の予防を目的とした抗菌薬の使用は，発症による影響のリスクが高い以下の患者群に限って推奨されています．

表4 日本循環器学会が提唱する歯科口腔外科手技に関連した感染性心内膜炎の予防のための抗菌薬投与

Class I
特に重篤な感染性心内膜炎を引き起こす可能性が高い心疾患で，予防すべき患者
・生体弁，同種弁を含む人工弁置換患者
・感染性心内膜炎の既往を有する患者
・複雑性チアノーゼ性先天性心疾患（単心室，完全大血管転位，ファロー四徴症）
・体循環系と肺循環系の短絡増設術を実施した患者

Class IIa
感染性心内膜炎を引き起こす可能性が高く予防したほうがよいと考えられる患者
・ほとんどの先天性心疾患
・後天性弁膜症
・閉塞性肥大型心筋症
・弁逆流をともなう僧帽弁逸脱

Class IIb
感染性心内膜炎を引き起こす可能性が必ずしも高いことは証明されていないが，予防を行う妥当性を否定できない
・人工ペースメーカあるいは ICD 植え込み患者
・長期にわたる中心静脈カテーテル留置患者

［文献5）より引用］

1. 人工弁を有する患者
2. 過去に細菌性心内膜炎を発症した患者
3. 修復されていないチアノーゼ性先天性心疾患を有する患者
4. 術後6カ月以内の，人工物や器具を有する完全に修復された先天性心疾患患者
5. 修復後の先天性心疾患患者のうち，人工パッチもしくは器具の位置またはその周辺に欠陥が残存する者
6. 移植された心臓において弁の構造的な異常から弁逆流を認める者

ちなみに日本では，日本循環器学会[5]がこれよりも予防的抗菌薬の適応範囲がより広範なガイドラインを発表しています（表4）[5]．また，抗菌薬の予防的投薬の適応となる手技についてですが，アメリカのガイドラインでは歯肉組織，歯根尖部，あるいは口腔粘膜の穿孔をともなうような歯科治療（例：抜歯，歯根膿瘍の排膿，クリーニングなど），および気道粘膜の切開もしくは生検に関連したもの（例：扁桃摘出，アデノイド切除，気管支鏡下経気管支生検など）に限定されています．

（青柳有紀）

8. 感染症　113

あめいろぐ Conference

1. 医療関連感染（HAI）予防の柱は感染リスク軽減策にあり
2. サーベイランスで介入の是非と効果を"計る"
3. 標準予防策（スタンダード・プリコーション）がHAI予防の鍵
4. 病原体の特性に応じて，適切な隔離予防策を
5. 予防的抗菌薬は，適切な種類を適切なタイミングで，適切な期間投与

あめいろぐ 関連ブログ記事はこちら

1. 「感染症の魅力とは」
   （http://ameilog.com/yukiaoyagi/2011/11/01/130717）

2. 「Preventive Medicine Residency 2」
   （http://ameilog.com/yukiaoyagi/2012/04/30/131111）

● 文献

1) Magill SS, Edwards JR, Bamberg W, et al. Multistate Point-Prevalence Survey of Health Care-Associated Infections. NEJM 2014；370：1198-208.

2) Center for Disease Control and Prevention. The National and State Healthcare-Associated Infections Progress Report（HAI Progress Report），2016（https://www.cdc.gov/hai/surveillance/progress-report/index.html，Last accessed on Dec. 25, 2016）

3) Aznar R, Mateu M, Miró JM, et al. Antibiotic prophylaxis in non-cardiac thoracic surgery：cefazolin verus placebo. Eur J Cardiothorac Surg 1991；5：515-8.

4) Nishimura RA, Otto CM, Bonow RO, et al. 2014 AHA/ACC guideline for the management of patients with valvular heart disease：a report of the American College of Cardiology/American Heart Association Task Force on Practice Guidelines. J Am Coll Cardiol 2014；63：e57.

5) 宮武邦夫ほか．感染性心内膜炎の予防と治療に関するガイドライン（2008年改訂版）．日本循環器学会．2008（http://www.j-circ.or.jp/guideline/pdf/JCS2008_miyatake_h.pdf）

6) 日本化学療法学会/日本外科感染症学会・術後感染予防抗菌薬適正使用に関するガイドライン作成委員会編．術後感染予防抗菌薬適正使用のための実践ガイドライン．2016年4月

7) World Health Organization. SAVE LIVES：Clean Your Hands：WHO's global annual campaign（http://www.who.int/gpsc/5may/en/，Last accessed on December 27, 2016）

8) Hill DR, Ericsson CD, Pearson RD, et al. The practice of travel medicine：Guidelines by the Infectious Disease Society of America. Clin Infect Dis 2006；43：1499-539.

9) Agency for Healthcare Research and Quality. Healthcare Cost and Utilization Project：Statistics on hospital stays. 2013（http://hcupnet.ahrq.gov/，Last accessed on December 27, 2016）．

114　第2部　実臨床に直結した予防医学

10) Scott RD. The Direct Medical Costs of Healthcare-Associated Infections in U.S. Hospitals and the Benefits of Prevention. CDC, Atlanta 2009 (http://www.cdc.gov/hai/pdfs/hai/scott_costpaper.pdf, Last accessed on December 27, 2016)

11) Bratzler DW, Dellinger EP, Olsen KM, et al. Clinical practice guidelines for antimicrobial prophylaxis in surgery. Am J Health-Syst Pharm 2013；70：195-283.

9. 心血管疾患

An ounce of prevention is worth a pound of cure.

―― *Benjamin Franklin*（*1706～1790年*）

1オンスの予防は，1ポンドの治療に値する．
（1ポンド＝16オンス）

本音トーク 1 アメリカでは心血管疾患と 結腸直腸がんの予防にアスピリンが効果あり

アスピリンによる心血管疾患（例：冠動脈疾患，脳卒中）の再発予防における効果はこれまでも知られてきましたが，一次予防における効果については議論の対象でした．また，結腸直腸がんの一次予防におけるアスピリンの有効性が，近年認識されつつあります．

ここでは，心血管イベントおよび結腸直腸がんの一次予防のためのアスピリンの有効性に関する2016年4月に発表されたアメリカ予防医学専門委員会（US Preventive Services Task Force：USPSTF）の推奨勧告を検討し，同様の考え方が日本においても該当するかについて考えてみます．

ある予防医療サービスの有効性を検討する際には，まずその対象となる人口を設定したうえで，ベースラインの疾患リスクを検討し，予防的介入のリスクと利益を比較する必要があります．USPSTFでは，まず対象となる人口を「40歳またはそれ以上の成人で，既知の心血管疾患がなく，出血リスク（例：消化管潰瘍，最近の出血，出血リスクを上昇させる薬剤の服用）が高くない者」と設定しています．ベースラインの心血管疾患リスクは，主要7因子（①年齢，②性別，③人種/民族，④脂質代謝異常，⑤高血圧，⑥糖尿病，⑦喫煙）に基づいて10年リス

116 第2部 実臨床に直結した予防医学

ク（10-year risk）を算出*しました．

また，結腸直腸がんに関しては，この推奨勧告の対象となる人口には平均的な
リスクを想定しています（つまり，家族性大腸腺腫症など，特に結腸直腸がんの
リスクが高い人口は対象に含まれません）．

レビューの対象となったのは 11 件のランダム化比較試験（RCT）で，その参加
者総数は 118,445 人でした（平均年齢 55〜65 歳）．うち 8 件でのアスピリン用量
は，いわゆる低用量（1 日 100 mg またはそれ以下）といわれるもので，フォロー
アップ期間は 3〜10 年でした．低用量アスピリン服用群では，非致死性心筋梗塞
および冠動脈イベントに 17％の減少を認めました（リスク比 0.83［95％信頼区間
0.74〜0.94］），非致死性脳卒中に 14％の減少を認めました．

レビューの対象となった RCT ではいずれにおいても総死亡率に差は認められ
ませんでしたが，プールされたデータでは，統計的に厳密に有意とはいえないま
でも，低用量アスピリン服用群で 5％の総死亡率減少がみられました（リスク比
0.95［CI 0.89〜1.01］）．結腸直腸がんでは，アスピリン服用開始後 10〜19 年で
40％の発生率低下が確認されました（リスク比 0.60［CI 0.47〜0.76］）．

（輸血や入院，または死亡につながる重篤な）消化管出血は，アスピリン服用
により 58％のリスク上昇がみられ（オッズ比 1.58［CI 1.29〜1.95］），出血性脳卒
中でも 27％のリスク上昇が認められました（オッズ比 1.27［CI 0.96〜1.68］）．

以上を踏まえたうえで，アスピリン服用の利益について，USPSTF は以下のよ
うに判断しています．

---

*2013 年の American College of Cardiology/American Heart Association によるリスク算出法を使用
（http://tools.acc.org/ASCVD-Risk-Estimator/）

9. 心血管疾患　　117

1. 50〜69 歳の心血管疾患リスクが高い成人における，アスピリンの服用に
   よる心血管イベント（非致死性心筋梗塞および脳卒中）リスクの減少効果
   は中程度であり，その影響はさらに年齢と心血管疾患 10 年リスクに左
   右される
2. 心血管疾患のリスクが高い 50 歳未満または 70 歳以上の成人における，
   アスピリン服用による心血管イベントの減少を示すエビデンスは乏しい
3. 5〜10 年間のアスピリン服用は成人における結腸直腸がんの発生を減少
   させる

また， アスピリン服用のリスクについて USPSTF は以下のように判断してい
ます．

1. 成人におけるアスピリンの服用は消化管出血と出血性脳卒中のリスクを
   上昇させる
2. このリスクは 60 歳未満では低く，60〜69 歳では低〜中程度である
3. 70 歳以上におけるリスクを判断するためのエビデンスは乏しい

USPSTF は心血管疾患に関するマイクロシミュレーション・モデルを用いてア
スピリン服用者における心血管イベント率を算出し，異なるベースライン・リス
クをもつグループごとに，アスピリン服用による総体的利益およびリスクを評価
しました．それらの結果まとめたものが，表 1 および表 2 です．

118　　第 2 部　実臨床に直結した予防医学

表1 アスピリンを服用する男性 10,000 人における生涯イベント

心血管系リスク	予防された非致死性心筋梗塞	予防された非致死性脳梗塞	予防された結腸直腸がん症例	生じた重篤な消化管出血	生じた脳出血	得られた総生存年	得られたQALY
50〜59 歳人口							
10%	225	84	139	284	23	333	588
15%	267	86	121	260	28	395	644
20%	286	92	122	248	21	605	834
60〜69 歳人口							
10%	159	66	112	314	31	−20	180
15%	186	80	104	298	24	96	309
20%	201	84	91	267	27	116	318

QALY：quality-adjusted life-year（質調整生存年）

表2 アスピリンを服用する女性 10,000 人における生涯イベント

心血管系リスク	予防された非致死性心筋梗塞	予防された非致死性脳梗塞	予防された結腸直腸がん症例	生じた重篤な消化管出血	生じた脳出血	得られた総生存年	得られたQALY
50〜59 歳人口							
10%	148	137	139	209	35	219	621
15%	150	143	135	200	34	334	716
20%	152	144	132	184	29	463	833
60〜69 歳人口							
10%	101	116	105	230	32	−12	284
15%	110	129	93	216	34	17	324
20%	111	130	97	217	33	48	360

QALY：quality-adjusted life-year（質調整生存年）

これらから導き出された結論としては，

アスピリン服用による総体的利益を最も享受できるのは，
50〜59 歳までの成人で，かつ心血管疾患の 10 年リスクが 10%
あるいはそれ以上の者である

ということでした．したがって，USPSTF の推奨勧告ではこの年齢からアスピリンの服用を開始すべきとされています．60〜69 歳の成人でもアスピリンの服用

9. 心血管疾患　119

表3 USPSTFが推奨する心血管疾患および結腸直腸がん予防のためのアスピリン服用

対象人口	推奨の内容	推奨の グレード*
50～59歳で心血管疾患の10年リスクが≧10%	出血リスクが高くなく，少なくとも10年の余命があり，少なくとも今後10年間毎日服用する意思がある者に対して，低用量アスピリンの服用開始を推奨	B
60～69歳で心血管疾患の10年リスクが≧10%	低用量アスピリン開始についての判断はおのおのによる．出血リスクが高くなく，少なくとも余命が10年あり，少なくとも今後10年間服用する意思がある者は，利益を得る可能性が高い．害の可能性よりも利益の可能性に重きを置く患者は低用量アスピリンの開始を選択	C
50歳未満および70歳以上	利益および害の均衡を量る現時点のエビデンスは不十分	I

*各推奨のグレードとその定義

グレード	定　義	診療に際する提案
A	そのサービスを推奨．総体的利益が顕著であることを示す確証が高い	そのサービスを提案もしくは提供
B	そのサービスを推奨．総体的利益が中程度であることを示す確証が高い，もしくは総体的利益が中程度か顕著であることを示す確証が中程度存在	そのサービスを提案もしくは提供
C	医師の判断および患者の意向に基づいて，おのおのの患者に対し，選択的に提案，あるいは提供することを推奨．小規模な総体的利益を示す確証が少なくとも中程度は存在	おのおのの状況により，一部の患者に対して提案もしくは提供
D	反対．総体的利益が存在しない，または害が利益を凌駕することを示す中程度もしくは高い確証が存在	実施しない
I	そのサービスの利益および害の均衡を判断するためのエビデンスが現時点において不十分（エビデンスがない，または質が低い，または矛盾しており，利益と害の均衡を判断不可能）	提案される場合，患者はそのサービスの利益と害の均衡に関する不確定性について理解する必要がある

開始による総体的利益は確認されますが，その割合は50～59歳の者と比較すると，消化管出血のリスクおよび結腸直腸がんの予防効果の減少ゆえに，より少ないものにとどまります（表3）．

本音トーク② 日本でのアスピリンの効果は微妙…

　USPSTF の推奨勧告は，当然ながらアメリカに暮らす人々を対象としたものです．人種構成が大きく異なる日本において，同様にエビデンスとして適用可能かどうかという疑問が起こるのは当然のことでしょう．日本人を対象とした低用量アスピリンによる心血管疾患の一次予防に関する RCT の結果は，2014 年に発表されています[1]．この RCT は，高血圧，脂質代謝異常症，糖尿病など動脈硬化性疾患のリスクファクターがある高齢者（60～85 歳）14,464 人を対象とし，心血管疾患による死亡，非致死性脳卒中，非致死性心筋梗塞の複合アウトカムを非服用群と比較したものです．それによると，両群に有意な差はみられませんでした（ハザード比 0.94［CI 0.77～1.15］）．また，非致死性出血性脳卒中および非致死性くも膜下出血はアスピリン服用群で多く認められました．これに 6 年先立つ 2008 年に発表された 2 型糖尿病の日本人患者を対象とした RCT[2] でも，同様に心疾患，脳卒中，末梢血管疾患の複合アウトカムの点で低用量アスピリン服用群と非服用群において有意な差は認められないことが指摘されています（ハザード比 0.80［CI 0.58～1.10］）．

　エビデンスを供給する臨床研究の数にはそもそも日米で大きな差があり，またこれら 2 つの日本人を対象に行われた試験の統計学的に微妙な結果を考慮すると，日本の医療環境に限定して考えれば，USPSTF の推奨勧告を「鵜呑み」にできない難しさは認めざるをえません．求められているのはより信頼できる複数のエビデンスであり，予防医学はその重要性を常に強調しているといえるでしょう．

（青柳有紀）

9. 心血管疾患　　121

あめいろぐ Conference

1. アメリカでは「心血管疾患と結腸直腸がん予防」にアスピリンが効果あり
2. 日本でのアスピリンの効果は微妙…

あめいろぐ 関連ブログ記事はこちら

1. 「新薬が既存薬より良いとは限らない―内側から見た米国医療30」
   （http://ameilog.com/atsushisorita/2016/12/10/230316）

●文献

1) Ikeda Y, Shimada K, Teramoto T, et al. Low-dose aspirin for primary prevention of cardiovascular events in Japanese patients 60 years or older with atherosclerotic risk factors : a randomized clinical trial. JAMA 2014 ; 312 : 2510-20.

2) Ogawa H, Nakayama M, Morimoto T, et al ; Japanese Primary Prevention of Atherosclerosis With Aspirin for Diabetes（JPAD）Trial Investigators. Low dose aspirin for primary prevention of atherosclerotic events in patients with type 2 diabetes : a randomized controlled trial. JAMA 2008 ; 300 : 2134-41.

3) Khanji MY, Bicalho VV, van Waardhuizen CN, et al. Cardiovascular risk assessment : a systematic review of guidelines. Ann Intern Med 2016 ; 165 : 713-22.

4) U. S. Preventive Services Task Force. Aspirin use to prevent cardiovascular disease and colorectal cancer : preventive medication. https://www.uspreventiveservicestaskforce.org/Page/Document/RecommendationStatementFinal/aspirin-to-prevent-cardiovascular-disease-and-cancer（2017年1月4日アクセス）.

10. 整形外科

Look before you leap.

転ばぬ先の杖[1].

本音トーク 1 ビタミンDは，高齢者の転倒予防に効果的な場合あり

　高齢化が進む中で，骨折から寝たきりにつながる転倒の予防は主要課題の1つです．その予防策の1つとしてビタミンD投与が挙げられますが，本当にその効果はあるのでしょうか？　結論から申し上げると，このようにいえます．

ビタミンDを特定の患者群に使用すると転倒予防効果があると考えられます

　転倒予防効果があるのは，高齢者で転倒リスクがあり，かつビタミンDが低値および欠乏状態にある人，と考えてよいでしょう．転倒リスクは，

---

1. 6カ月以内の転倒歴がある
   もしくは
2. アップアンドゴーテスト（椅子から立ち上がってまっすぐ3m歩き，戻って座る）で12秒以上かかる

などを基準として使います．ビタミンDレベルは25-ヒドロキシビタミンD（25OHビタミンD）を測定し，20 ng/mL以下であれば低値であると考えます．用量はビタミンD_3 400 IUを1日2回，カルシウム製剤500〜600 mgと一緒に服用してもらうことが多いです．

10. 整形外科　123

転倒リスクのある高齢者に対して，2012年時点でアメリカ予防医学専門委員会（US Preventive Services Task Force：USPSTF）は転倒予防目的でのビタミンD投与を推奨しています〔9つのランダム化比較試験（RCT）のメタ分析では，ビタミンD投与が転倒を17％程度減らすことを示唆〕が，2015年にJAMA Internal Medicineに掲載されたUusi-Rasiら[2]によるRCTでは，ビタミンDによる転倒予防効果はありませんでした（運動による転倒予防効果は認められました）．ただし，Uusi-Rasiら[2]の研究では，ベースラインにおける25OHビタミンDのグループごとの平均値が26〜28 ng/mLと比較的高値であったことから，

そもそもビタミンDが正常値に近い人には ビタミンDを投与しても転倒予防効果はない

ことを示したともいえます．

　また，2016年のBischoff-Ferrariら[3]の研究では，高用量のビタミンD投与（60,000 IU/月，1日2,000 IUに相当）は，低用量（24,000 IU/月，1日800 IUに相当）に比べて，ビタミンDを正常範囲（この研究では30 ng/mLと定義）に戻す効果は高かったものの，転倒をむしろ増やす結果になったと報告しています（この研究では，25OHビタミンDのベースラインは18〜21 ng/mLと低めです）．これらの研究からの示唆をまとめると，以下のようになるかと思います．

　転倒リスクのある高齢者において，

---

1. ビタミンD低値の場合の通常用量ビタミンD投与には，転倒予防効果がある可能性が高い
2. ビタミンD低値でない場合のビタミンD投与は転倒予防効果がない可能性が高い
3. 「検査値を正常化させること」を目的とした高用量投与は，むしろ転倒のリスクを高める可能性がある

124　第2部　実臨床に直結した予防医学

一方，特に転倒リスクのない高齢者に対するビタミン D スクリーニング検査は，明確な利益が明らかではなく，推奨されていません（USPSTF では I 推奨）．

ちょうど執筆の段階（2017 年 9 月）で，USPSTF がこの設問に対して最新の"仮"推奨を出しました（まだドラフト段階で，今後パブリックコメントを経て確定されます）．ここでは，ビタミン D 投与が非推奨（D 推奨）となっていますが，今回のレビューでは「ビタミン D 低値または欠乏状態」にある患者を対象にした RCT は除外されています（それは「予防」ではなく「治療」であり，スコープ外と判断されたためです）．今回の推奨はビタミン D 正常値の場合のビタミン D 投与の効果を評価したものであり，前回とは推奨のスコープが異なることに注意してください．今回の推奨は，前述の解釈を補強するものと捉えてよいでしょう．

● ビタミン D の効果とエビデンスのゆらぎ

アメリカで内科研修をしていた時期（2009〜2012 年）に，ビタミン D 測定とビタミン D 投与がある種の"流行り"になっていました．ちょうどその時期に，ビタミン D 欠乏が転倒や骨折にかかわっているという研究結果（多くが観察研究でしたが）が数多く出され，一部の研究ではビタミン D 投与には心血管疾患やがんへの予防効果もあるのではないか，という憶測もされていました．振り返ってみると，そのときは高齢者に限らずビタミン D レベルを測り，低値であれば処方するという，今考えれば「過剰な医療」を（多くの人が）していました．その後の前向き介入研究で，ビタミン D への期待は過大だったことが明らかになり（少なくとも心血管予防やがん予防効果は否定的と考えられます），検査や処方の適応も（上記の範囲に）狭まってきています．予防医療の中では，近年エビデンスと臨床が大きく変遷した 1 つの例といえるでしょう．

10. 整形外科　　125

本音
トーク **2** 複合的な介入で病院・施設内での転倒予防を目指す

　特に病院・施設では，患者の転倒は重大インシデントになります．院内での転倒から骨折に至ってしまうと，医療従事者，患者，家族ともに不幸としかいえません．

　病院や施設での転倒予防策を検討した研究は多くありますが，総括すると，

確立された予防策はまだありません

一方，転倒予防に関しては単一の介入は効果が小さく，複合的な介入が最低限必要であることが明らかになってきています．

　例えば，アメリカでは認知症やせん妄の患者には 1 対 1 の観察者をベッドサイドに置くことがありますが，これは非常にコストが高くつくばかりか，転倒を予防する効果は確認されていません．また，（単一の介入として）ベッドアラーム（患者がベッドから動くとアラームが鳴る仕組み）の使用を促進しても，転倒予防効果はないと考えられています．

　複合的な予防策の導入例に関しても，転倒を減らすことに成功した例もあれば，減らなかった例もあり，エビデンスは混在しています．その中で，転倒を25％程度減らすことに成功した Dykes ら[5] の研究は特徴的と考えられるので，ここに紹介します．

　この研究は，ボストンの 4 病院で実施したクラスター RCT であり，8 つの病棟を 4 つの介入群と 4 つのコントロール群に割り付け，複合的な転倒予防策の効果を 6 カ月間にわたって測定しました．この研究の面白いところは，研究者がFall Prevention Took Kit（FPTK）というソフトウェアを開発し，それを介入に使用しているところです．FPTK はリスクアセスメントに応じた（患者に合わせた）介入を自動選択し，ポスターやパンフレットの印刷，予防策の計画作成を自動的に行います（表 1）．

126　　第 2 部　実臨床に直結した予防医学

表 1 Fall Prevention Took Kit（FPTK）を用いた複合的転倒予防策

1. 転倒リスクアセスメント	・Morse Falls Scale（MFS）を FPTK に入力 ・入院時と毎日，および状態変化時に測定 ・FPTK により自動的に，患者に応じた予防的介入が選択され，看護師が必要に応じて修正
2. ベッドサイドの注意書き	・（リスクがある）患者に合わせたポスターが自動的に印刷され，それをベッド上に掲示
3. 患者教育	・患者に合わせたパンフレットが自動的に印刷され，それを使用
4. 転倒予防策の記録	・FPTK が患者に合わせた予防策を自動的に作成

　複合的な転倒予防策を実施しているほかの研究では，比較的画一的な介入をすべての患者に適用するか，適切な介入を看護師が選んで実施する（属人性が高い）ことが多く，そういった介入では効果が小さい印象があります．Dykes ら[5]の研究では，この作業をエビデンスと実効性（実施しやすさ）に基づいてソフトウェアが代行しており，効果的な介入を選択しやすくしています（clinical decision support の役割を果たしているといえるでしょう）．さらに，属人的な作業（作業量）を少なくすることで，プロトコールの遵守率が 90% 以上と高くなっていることも注目に値します．クラスターが少なく，盲検化もされていない（できない）ので，この研究だけでその効果が結論づけられるわけではありませんが，今後の方向性を示すうえで示唆的な研究といえるでしょう．

　（多くの高齢者における問題と同様）転倒は複合的な要因が絡み合って生じることが多く，画一的な介入がうまくいく可能性は今後も低いと考えられます．Dykes ら[5]の研究でみられるように，個々人に合わせた適切な介入をどのように選択し実施していくかが今後の鍵となるでしょう．その正確性と実効性をさらに高めていくためには，おそらく（IBM Watson のような）機械学習を用いたアプリケーションが必要となってくるのではないかと考えます．

10. 整形外科　　127

本音トーク ③ 整形外科術後患者の病棟マネジメントは外科と内科の共同診療が三方一両得？

　整形外科の術後合併症には（ほかの外科でも同様ですが），血栓症，肺炎，尿路感染症といった内科疾患が多くあり，その予防およびマネジメントにも内科の知識が必要になります．整形外科の先生からすれば，術後の病棟マネジメントは手術の合間（早朝と夕方など）を縫って実施せざるをえません．かつ，知識のアップデートも外科手技や外科にかかわる事柄に集中します（専門性を発揮するうえでは，そうすべきでしょう）．実際，病棟マネジメントは研修医や若手の医師が主に担当しているというケースも多いのではないでしょうか．

　アメリカでは，さらに整形外科手術は病院にとって「稼ぎ頭」のため，整形外科の医師を手術に集中させたい（ずっと手術をしてもらったほうが病院にとってプラス）という事情があります．結果として，内科医（主にホスピタリスト）が整形外科の患者を共同診療（co-management）するというケースが増えてきています．

　共同診療モデルでは，

**入院時から内科医が整形外科の患者を一緒に診療し，
術前術後の内科的な病棟ケアを担当する**

というものです．一方，整形外科医は手術と外科的処置・管理（創傷管理やドレーン管理など）に集中します．例えば，大腿骨頚部骨折で入院した患者に対し，病棟主治医には内科医がつき，外科主治医と一緒に共同で診療にあたる，といった具合です．

　このモデルでは，外科医の専門性をより効率的に生かせるうえ，肺塞栓症や尿路感染症など内科的合併症の予防や管理，抗血栓薬や降圧薬，血糖降下薬といった内服薬の管理など，内科的マネジメントをその専門家が担当できるため，より質の高い診療につながる可能性があります．

128　　第2部　実臨床に直結した予防医学

2004 年に発表された，メイヨークリニックにおける Huddleston ら[6] による RCT では，股関節および膝関節置換術目的で予定入院した患者を共同診療群または外科単独診療群に割り付けました．共同診療群では，尿路感染症や電解質異常といった軽度の合併症が減り，入院期間も若干ですが短縮傾向にありました．共同診療のほうが医師の人件費が多くかかったものの，入院にかかった総費用は両群で有意差がなかったと報告されています．その後メイヨークリニックでは整形外科医と病院内総合内科医（ホスピタリスト）の共同診療が一般的になり，大腿骨頚部骨折手術のために入院した 65 歳以上の患者を対象にした 2005 年の後方視的分析[15] では，共同診療の導入が入院期間の短縮と関連していたとされています．ほかに，（整形外科ではありませんが）カリフォルニア大学サンフランシスコ校附属病院の研究[4] では，脳外科医と内科医による共同診療が入院費用の低下と関連していました．

これまでのところ，共同診療によって死亡率や再入院率といったアウトカムが改善することは示されていません（整形外科の予定入院患者でこういったアウトカムの差を出すのは今後も困難でしょう）．一方，複数の内科疾患をもつ高齢患者が増えていく中で，整形外科における内科マネジメントの重要性は増していくものと考えられます．外科医がより多くの内科知識をつけるという方向性も（理論的には）考えられますが，指数関数的な医療知識の増加を考えると現実的な解とは思えません．外科と内科の医師が共同で診療にあたる体制は，患者視点に立てば理に適っているように私には思えますし，**専門科ごとの縦割りの壁を取り払う 1 つの解決策**としても有用な気がしますが，いかがでしょうか．

（反田篤志）

あめいろぐ Conference

1. ビタミン D は，高齢者の転倒予防には効果的な場合もあり
2. 複合的な介入で病院・施設内での転倒予防を目指す
3. 整形外科術後患者の病棟マネジメントは，外科と内科の共同診療が三方一両得？

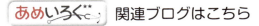 **関連ブログはこちら**

1. もうけ過ぎ？　日米医師のお財布事情を比較─米国で医療従事者になってみた（5）
（http：//ameilog.com/atsushisorita/2012/08/06/223931）

●文献

1) 山田雅重．日英ことわざ文化事典．丸善出版，2017．p. 97
2) Uusi-Rasi K, Patil R, Karinkanta S, et al. Exercise and vitamin D in fall prevention among older women：a randomized clinical trial. JAMA Intern Med 2015；175：703-11.
3) Bischoff-Ferrari HA, Dawson-Hughes B, Orav EJ, et al. Monthly high-dose vitamin D treatment for the prevention of functional decline：A randomized clinical trial. JAMA Intern Med 2016；176：175-83.
4) Avenell A, Mak JCS, O'Connell D. Vitamin D and vitamin D analogues for preventing fractures in post-menopausal women and older men. Cochrane Database Syst Rev 2014；(4)：CD000227.
5) Dykes PC, Carroll DL, Hurley A, et al. Fall prevention in acute care hospitals. JAMA 2010；304：1912-8.
6) Huddleston JM, Long KH, Naessens JM, et al. Medical and surgical comanagement after elective hip and knee arthroplasty：a randomized, controlled trial. Ann Intern Med 2004；141：28-38.
7) Michael YL, Lin JS, Whitlock EP, et al. Interventions to Prevent Falls in Older Adults：An Updated Systematic Review [Internet]. Rockville (MD)：Agency for Healthcare Research and Quality (US)；2010 [cited 2017 May 20].
8) Chung M, Lee J, Terasawa T, et al. Vitamin D with or without calcium supplementation for prevention of cancer and fractures：an updated meta-analysis for the U.S. Preventive Services Task Force. Ann Intern Med 2011；155：827-38.
9) Barker AL, Morello RT, Wolfe R, et al. 6-PACK programme to decrease fall injuries in acute hospitals：cluster randomised controlled trial. BMJ 2016；352：h6781.
10) Shorr RI, Chandler AM, Mion LC, et al. Effects of an intervention to increase bed alarm use to prevent falls in hospitalized patients：a cluster randomized trial. Ann Intern Med 2012；157：692-9.
11) Hempel S, Newberry S, Wang Z, et al. Hospital fall prevention：A systematic review of implementation, components, adherence, and effectiveness. J Am Geriatr Soc 2013；61：483-94.
12) Cameron ID, Gillespie LD, Robertson MC, et al. Interventions for preventing falls in older people in care facilities and hospitals. Cochrane Database Syst Rev 2012；12：CD005465.
13) Lang CE. Do sitters prevent falls？ A review of the literature. J Gerontol Nurs 2014；40：24-33；quiz 34-5.
14) Sharma G, Kuo Y-F, Freeman J, et al. Comanagement of hospitalized surgical patients by medicine physicians in the United States. Arch Intern Med 2010；170：363-8. doi：10.1001/archinternmed.2009.553.
15) Phy MP, Vanness DJ, Melton LJ 3rd, et al. Effects of a hospitalist model on elderly patients with hip fracture. Arch Intern Med 2005；165. doi：10.1001/archinte.165.7.796.
16) Auerbach AD, Wachter RM, Cheng HQ, et al. Comanagement of surgical patients between neurosurgeons and hospitalists. Arch Intern Med 2010；170：2004-10. doi：10.1001/archinternmed.2010.432.

11. 神経科・精神科

Wine has drowned more men than the sea.

海より酒におぼれる人のほうが多い[1].

本音トーク 1 認知症のスクリーニングの効果はまだ不明確

　高齢化社会の中で，認知症をどう防ぎ，早期発見し，ケアしていくべきか，社会的な関心が高まっています．認知症の一次予防に効果があるのは，基本的な生活習慣の改善（体重の維持，定期的な運動など）です．血管性認知症に関しては，脳血管疾患のリスク因子（高血圧や喫煙）を改善することで予防効果があると考えられています．逆に，いわゆる「脳トレ」の類には認知症予防効果があるとは認められていません．また，社会的なつながりを保つこと（社会参加を増やすこと）が「いきがい」につながり認知症を予防できるのでは，と考えられていますが，いまだ仮説の域を出ていません．個人的にはこの仮説が正しい蓋然性は高いと考えていますが，交絡因子が非常に多く，かつ「社会的つながり」を評価する指標の精度の問題があることから，仮説を検証するための強固な研究デザインを組むのが困難になっています．2017 年に出た Livingston ら[2] による Lancet の論文では，さらに「中年期の聴力低下」「中等教育の未修了」および「うつ」も重要なリスク因子としていますが，これらに介入すると認知症が減るかは明らかではありません．

　認知症において，現時点で実証されている一次予防効果は限定的です．すると次に検討すべきは二次予防（早期発見）ですが，認知症のスクリーニングには効果があるのでしょうか．

　ここで， 6 章でみた，スクリーニングの効果を検証するうえでの 3 つの基本原則に照らし合わせてみましょう（4 つめの原則である費用対効果は，主に集団に

対するプログラムを考慮する際の基準となるため，ここでは割愛します）．

> 1. 対象となる疾病の無症状の時期（早期の段階もしくは前状態）を正しく検知できる検査があるか…？
> 2. 早期の状態を検知することで，効果的な早期の介入を実施して患者の健康増進につなげられるか…？
> 3. 得られる健康増進効果は，患者が受ける不利益や害を上回るか…？

1. 対象となる疾病の無症状の時期（早期の段階もしくは前状態）を正しく検知できる検査があるか…？

　これに関しては，**mini-mental state examination (MMSE)** が代表的であり，感度，特異度ともに 85〜90％程度（カットオフは 30 点満点中 23 か 24）と，認知機能低下を検知するテストとして十分効果的です．ほかにも clock drawing test（時計を描写してもらう），mini-Cog（時計の描写と 3 単語記憶の組み合わせ）といった，外来でより簡便に実施できるテストも効果的です．これらから，認知症スクリーニングは 1 の基準を満たすと考えてよいでしょう．

2. 早期の状態を検知することで，効果的な早期の介入を実施して患者の健康増進につなげられるか…？

　執筆時点において

早期の認知症発見が（患者および家族にとって）具体的な利得をもたらすことを実証したエビデンスはありません

特に，スクリーニング群と非スクリーニング群でアウトカムを比べた前向き研究は（私の知る限り）存在しません．ここでのアウトカムとは患者の健康増進のみならず，（QOL を改善するための）患者や家族の意思決定，より積極的な自己実現を促すための臨床判断（例えば，事前指示書の準備など）を含みます．すなわち，スクリーニングをしてもそれが本当に患者や家族にとって利益があるのか明確ではありません．

132　第2部　実臨床に直結した予防医学

予防的介入は薬物治療と非薬物治療に分けて考えることができます．（主に軽度および中等度の）アルツハイマー型認知症の進行を多少なりとも遅延させることが示されている薬剤としてドネペジル，ガランタミン，リバスチグミンといったアセチルコリンエステラーゼ阻害薬（acetylcholinesterase inhibitor：AChEI），およびメマンチンがありますが，これらの認知機能改善（悪化遅延）効果は限定的です．2014 年時点でのアメリカ予防医学専門委員会（US Preventive Services Task Force：USPSTF）のシステマチック・レビュー[3]によると，これらの薬剤は開始から 6 カ月時点で（コントロール群と比べて）Alzheimer's Disease Assessment Scale-Cognitive Subscale（ADAS-cog）で 1〜3 ポイントの変化をもたらすことが示されていますが，臨床的に意義があるとされるのは 4 ポイント差以上であり，これを下回っています．長期的な効果に関してはより不明確ではありますが，コントロール群との差は広がらない（限定的な差にとどまる）と示唆されています．ちなみに，これら以外の薬剤やサプリの類には，認知機能を改善もしくは進行を遅らせる効果は確認されていません．

　さらに，非薬物治療に関しても，確かな効果が確認されているものはありません．家族や介護者に対する教育的介入（主に知識やスキルの向上）には，家族・介護者の負担やうつ症状の緩和効果が示唆されていますが，（あったとしても）その効果は小さく，臨床的な意義は不明瞭です．認知刺激療法や認知トレーニングに関しても，研究間のばらつきが大きく，その効果のほどは不明確です．

3. 得られる健康増進効果は，患者が受ける不利益や害を上回るか…？

　スクリーニングの弊害は薬物療法の副作用（AChEI であれば消化器症状や徐脈）が主であり，過剰診断や過剰検査，（診断にともなう）精神的負担といったものが挙げられますが，（侵襲的な手技をともなうがん検診と比較して）総じて重大なものではないといえるでしょう．

　以上をまとめると，2 のスクリーニング効果が不明確なことから，（画一的な）認知症スクリーニングが広く勧められるとはいえません．結果として，USPSTF も I 推奨を置いています．

11. 神経科・精神科　　133

念のためですが，これは早期の認知症の"疑い"のある患者を外来で拾い上げることの効果を否定するものではありません．スクリーニングとは「無症状」の患者に対して実施するものであり，個別の臨床判断とは区別すべきです．

本音トーク2　うつ病のスクリーニングは PHQ-2 と PHQ-9 の合わせ技で

　アメリカで診療していると，うつ病の既往歴をもった人，および抗うつ薬を内服している人の多さに驚きます．それもそのはず，National Institute of Mental Health（NIMH）や Centers for Disease Control and Prevention（CDC）によると，アメリカではうつ病の年間有病率は 7〜8％，生涯有病率は 16〜18％程度（生涯で何らかの精神疾患にかかる率はなんと 50％！）とされています．一方，日本での年間有病率は 1〜3％，生涯有病率は 4〜6％程度ですから，数倍の開きがあります．

　これだけうつ病が多いアメリカでは，一般診療においても糖尿病と同じような扱いでうつ病を診療することになります．実際に一般外来で（18歳以上の）すべての人にうつ病スクリーニングをすることが推奨されていますし，私が働いていたクリニックでも予診段階ですべての人が毎回 **Patient Health Questionnaire-9 (PHQ-9)** を埋めていました（表1）．

　うつ病スクリーニングに用いられるテストとして，ほかに Geriatric Depression Scale（高齢者向け），Edinburgh Postnatal Depression Scale（EPDS，妊婦や産後女性向け）がありますが，一般外来ではやはり PHQ-9 が最も使いやすいかと思います．その場合は，10点以上をカットオフとします．

　ただし，日本における有病率の低さを考えると，PHQ-9 の最初の2つの質問を使った，PHQ-2 を用いるほうがよいかもしれません（表2）．2つの質問のどちらかでも 1点以上がついた場合，PHQ-9 に進みます．

　1点をカットオフとした場合の PHQ-2 の感度は 95〜97％，特異度は 60〜

134　第2部　実臨床に直結した予防医学

表1 患者の健康に関する質問票-9（PHQ-9）

この2週間，次のような問題にどのくらい頻繁に悩まされていますか？（該当するものに✓をつけてください）	まったくない	数日	半分以上	ほとんど毎日
1. 物事に対してほとんど興味がない，または楽しめない	0	1	2	3
2. 気分が落ち込む，ゆううつになる，または絶望的な気持ちになる	0	1	2	3
3. 寝つきが悪い，途中で目がさめる，または逆に眠りすぎる	0	1	2	3
4. 疲れた感じがする，または気力がない	0	1	2	3
5. あまり食欲がない，または食べ過ぎる	0	1	2	3
6. 自分はダメな人間だ，人生の敗北者だと気に病む，または自分自身あるいは家族に申し訳がないと感じる	0	1	2	3
7. 新聞を読む，またはテレビをみることなどに集中することが難しい	0	1	2	3
8. 他人が気づくぐらいに動きや話し方が遅くなる，あるいはこれと反対に，そわそわしたり，落ちつかず，普段よりも動き回ることがある	0	1	2	3
9. 死んだほうがましだ，あるいは自分を何らかの方法で傷つけようと思ったことがある	0	1	2	3

FOR OFFICE COMING ____0____ + _____ + _____ + _____

= Total score _____

1つでも問題に当てはまる場合，仕事をしたり，家事をしたり，ほかの人と仲良くやっていくことがどのくらい困難になっていますか？

まったく困難でない	やや困難	大変困難	極端に困難
☐	☐	☐	☐

表2 PHQ-2

この2週間，次のような問題にどのくらい頻繁に悩まされていますか？（該当するものに✓をつけてください）	まったくない	数日	半分以上	ほとんど毎日
1. 物事に対してほとんど興味がない，または楽しめない	0	1	2	3
2. 気分が落ち込む，ゆううつになる，または絶望的な気持ちになる	0	1	2	3

65％，10点をカットオフとした場合の PHQ-9 の感度は 60〜70％，特異度は 90〜95％とされています．日本の一般外来におけるうつ病の有病率を 2％とすると，単純計算で PHQ-2 の陽性的中率は 6％程度（＝ $0.02 \times 0.96 / [0.02 \times 0.96 + 0.98 \times 0.33]$）です．100 人外来に来た場合，うつ病患者 2 人を含む 34 人が PHQ-2 で陽性になる計算になります．その 34 人に PHQ-9 を実施すれば，うつ病患者 2 人

を含む4人が陽性になると考えられます（うつ病患者1人が偽陰性になる可能性はありますが）．逆に，最初からスクリーニングとしてPHQ-9を実施した場合，うつ病患者2人を含む5人がスクリーニング陽性となる計算になります．

PHQ-2の陽性的中率の低さから，最初からPHQ-9を使うほうが単純で済むという考え方もあるでしょう．一方，PHQ-2が30秒程度で終わる一方で，PHQ-9は2〜5分かかることを考えると，PHQ-2で一段階目のスクリーニングをかけるほうが理に適っているとも考えられます．予診で電子カルテと連動したアプリなどを使えるのであれば，PHQの最初の2問で引っかかった場合のみ残りの質問に進む，という簡単なロジックを組むことも可能でしょう．

いずれの戦略を取るにせよ，その簡便性および弊害のなさ，うつ病がもたらす健康およびQOLへの影響，および効果的な介入の存在を考えると，日本の外来においてもうつ病のスクリーニングは積極的に実施すべきと考えられます．スクリーニングで陽性になった場合は確定診断をつける必要があること，そして適切な介入とフォローアップが必須となることはいうまでもありません．

本音トーク 3 AUDIT，AUDIT-C，単一質問スクリーニングでアルコール誤用を拾い上げる

消費が法的に許容されている物質の中で，強い身体依存を引き起こすものといえば，タバコ（ニコチン）とアルコールの2つが真っ先に挙がるでしょう．Institute for Health Metrics and Evaluation（IHME，University of Washingtonの研究機関）の2015年の推計では，日本の **disablity-adjusted life year（DALY）** のリスク因子として，タバコは第3位，アルコールおよび薬物は第5位となっています（ちなみに第1位は食生活，第2位は高血圧，第4位は空腹時高血糖）．どちらも社会的に重要なトピックではありますが，予防的介入を考えるうえで，両者の間には決定的な違いがあります．

おそらく最も顕著な違いは，

136　第2部　実臨床に直結した予防医学

アルコールは依存が深刻化する（アルコール使用障害＊に陥る）まで周りが気づかない，もしくは本人が問題をひた隠しにする

ことではないかと思います．そして，依存が深刻化した後の本人への社会的影響はアルコールのほうが圧倒的に大きいです．ニコチン依存は本人および周囲の身体的健康への影響が大きい一方で，それによって社会的な影響を受ける（職を失うなど）ことは稀です．タバコを吸っている人が「俺はタバコなんて吸っていない」と否定することは（外来で医者が「禁煙はうまくいっていますか」と聞いた場合を除き）ほぼないでしょう．

アルコールは，本人が問題だと感じれば感じるほど（防衛反応として）その問題を否定する傾向があります．それは**アルコール依存に陥ることが「恥」であると考え，かつそれが明らかになって社会的制裁を受けることを恐れるからです．**したがって，いったん依存が始まってしまうと，それを本格的な問題が生じる前に外来で拾い上げることは難しくなります．

●アルコール依存患者の自己正当

メイヨークリニックでの予防医学研修の一環として，アルコール依存治療の外来プログラムに参加しましたが，多くの方が数カ月〜数年にわたり問題のある飲酒行動を（家族からも）隠していました．女性の場合はキッチンの棚の奥のほうに，男性の場合はガレージや通勤で使う車の中にハードリカーのボトルを隠していることが多かったと記憶しています．

1日1L以上のウイスキーを飲んでいても，自身の行為を分析して正当化し，「まだ自分は飲酒行動をコントロールできている」と考え，実際に普段の仕事もこなしているケースも散見されました．問題が深刻化し，誰の目からもそれが明らかになって初めて，同僚や家族の指摘により外来受診，診断・治療に至ることが多かったです．

＊アルコール使用障害（alcohol use disorder）：DSM-Ⅳでは alcohol abuse と alcohol dependence が区別されていたが，DSM-5 ではそれらを alcohol use disorder に統一した．

結果として，アルコール使用における外来での予防戦略は，より早期での拾い上げと介入が主体となります．本人が「問題」と感じる前であれば，飲酒行動を正確に報告してくれる可能性が高く，またリスクを正確に伝えることで適切な飲酒行動を促すことが可能です．具体的には，

外来では「アルコール誤用（alcohol misuse）」を拾い上げ，カウンセリングを主な介入手段とすることが勧められます

アルコール誤用は，危険な飲酒行動から依存までを含む広い概念ですが，ざっくりいえば「健康的でない飲み方」と考えてよいでしょう．例えば，National Institute on Alcohol Abuse and Alcoholism（NIAAA）はアルコール換算で1回40 g以上（女性は20 g以上），週あたり140 g以上（女性は70 g以上）の消費を危険な飲酒行動としています．2章でも述べた通り，日本ではアルコール換算で男性は1日40 g，女性は1日20 gを超える飲酒量は健康を害すると考えられています．これらをみる限り，NIAAAの定義は日本でもおおむね当てはまります．

スクリーニング手法としては，以下の3つが挙げられます．

---

1. Alcohol Use Disorders Identification Test（AUDIT）
2. AUDIT-Consumption（AUDIT-C）
3. 単一質問スクリーニング（これがお勧め）

---

1. AUDIT

AUDITは10の質問で構成され，埋めるのに2〜5分程度かかります（表3）．アルコール誤用の拾い上げのカットオフ値として，USPSTFは4以上を推奨しています．一方，WHOは8以上を推奨していますが，このカットオフ値はむしろアルコール使用障害の検出に使われたデータを基にしており，高すぎると考えられます（USPSTFによると，カットオフ値8以上を使うと感度50％，特異度97％程度）．日本でのカットオフ値は世界標準よりやや高くすべき（WHOの8に対して，11や12など）と考えられていますので，USPSTFの推奨に照らし合わせると，一般外来では6か7程度に設定するとよいかもしれません（ただし，こ

138　第2部　実臨床に直結した予防医学

表3 AUDIT

質問	0	1	2	3	4
1. どれぐらいの頻度でアルコール飲料を飲みますか？	まったく飲まない	月1回以下	月2〜4回	週2〜3回	週4回以上
2. 飲酒時は1日平均して何ドリンク（何単位）飲みますか？	1〜2（0.5〜1単位）	3〜4（1.5〜2単位）	5〜6（2.5〜3単位）	7〜9（3.5〜4.5単位）	10以上（5単位以上）
3. どれぐらいの頻度で一度に6ドリンク（3単位）以上飲むことがありますか？	なし	月1回未満	毎月	毎週	毎日または，ほとんど毎日
4. 飲み始めたら，飲むのを止められなくなったことが，過去1年でどれくらいの頻度でありますか？	なし	月1回未満	毎月	毎週	毎日または，ほとんど毎日
5. 飲酒のせいで，通常あなたが行うことになっていることを行うことができなかったことが，過去1年でどれくらいの頻度ありますか？	なし	月1回未満	毎月	毎週	毎日または，ほとんど毎日
6. 飲みすぎた翌朝，アルコールを入れないと動けなかった，ということは過去1年でどれくらいの頻度ですか？	なし	月1回未満	毎月	毎週	毎日または，ほとんど毎日
7. 飲酒後に罪悪感・後ろめたさを感じたり，後悔をしたことが，過去1年でどれくらいの頻度ありますか？	なし	月1回未満	毎月	毎週	毎日または，ほとんど毎日
8. 飲酒翌朝に夕べの行動を思い出せなかったことが，過去1年でどれくらいの頻度ありますか？	なし	月1回未満	毎月	毎週	毎日または，ほとんど毎日
9. あなたの飲酒により，あなた自身やほかの人がケガをしたことがありますか？	なし		あるが，1年以上前		ある，過去1年以内に
10. 親戚，友人，医師，またはほかの保健従事者が，あなたの飲酒について心配をしたり，飲酒を控えるようにとあなたに薦めたことはありますか？	なし		あるが，1年以上前		ある，過去1年以内に
					合計スコアを記入

文献11）より引用

れは個人的な考えであり，研究で検証された値ではありません）.

AUDITの問題は，このカットオフの議論に加え，質問の解釈がやや難解なところです．質問票をみていただくとわかるかと思いますが，特にアルコール消費量を聞く「○ドリンク（○単位）」の部分がわかりづらく，普段のアルコール摂取状況に合わせた換算表（日本酒1合＝ビール中瓶1本500 mL＝1単位，など）が必要になるため，使い勝手が悪いです．したがって，海外研究が豊富で信頼できる検査ではあるものの，普段の外来で広く使うのは難しいといわざるをえません.

2. AUDIT-C
AUDIT-CはAUDITの最初の3問で構成されます．AUDITに比べると簡便なうえ，感度・特異度ともにAUDITと同等と考えられていますので，一般外来により適したスクリーニングといえるでしょう．カットオフ値は3以上が妥当です．しかしやはりドリンク数や単位換算が煩雑な印象を受けるため，私であれば，使い勝手を上げるために表4のように質問票を作成するかと思います．まだ直観的に埋められる質問票とはいえませんが，外来に組み込むことは十分可能だと思います.

表4 AUDIT-C（筆者訳）

	0	1	2	3	4
1. アルコール飲料をどのくらいの頻度で飲みますか？	まったく飲まない	月1回以下	月2〜4回	週2〜3回	週4回以上
2. 飲酒する日は通常，純アルコール換算で何単位飲みますか？	0.5〜1	1.5〜2	2.5〜3	3.5〜4.5	5以上
3. 一度に3単位以上飲むことはどれくらいの頻度でありますか？	なし	月1回未満	毎月	毎週	毎日，またはほぼ毎日

＊：1単位（純アルコール20 g相当）＝ビール中瓶1本（500 mL）
　　　　　　　　　　　　　　　＝缶チューハイ1缶（350 mL）
　　　　　　　　　　　　　　　＝ワイングラス2杯（200 mL）
　　　　　　　　　　　　　　　＝日本酒1合（180 mL）
　　　　　　　　　　　　　　　＝焼酎・泡盛0.5合（90 mL）
　　　　　　　　　　　　　　　＝ウイスキーダブル1杯（60 mL）

3. 単一質問スクリーニング

単一質問スクリーニングでは，

**過去１年間で，１日に 2.5 単位以上（女性と 65 歳以上では 2 単位以上）の
アルコールを飲んだことが何回あるかを聞き，
１回以上の場合は陽性と捉えます**

感度・特異度ともに AUDIT および AUDIT-C に劣らないと考えられており，その簡便性からスクリーニング手法としてお勧めです．一般的に予診票に記入してもらうのではなく口頭で質問しますので，医療スタッフによる口頭での予診に組み込めるとベストでしょう．実際に聞く場合は，まず「普段お酒を飲むとしたら何を飲みますか？」と聞いて，日本酒であれば「１回に２合半（女性や高齢者では２合）以上飲むことはここ１年でありましたか？」や「１回に２合半以上飲むことはここ１年で何回ありましたか？」などと聞くとよいでしょう．

ちなみに，cut-down，annoyed，guilty，and eye-opener（CAGE）はアルコール使用障害のスクリーニングとしては悪くありませんが，アルコール誤用のスクリーニングとしては感度が低くなってしまい，有用ではありません．依存に至る前のより早期の拾い上げを目指すことから，「飲酒で生じる問題」によりフォーカスしている CAGE よりも，「過剰な飲酒行動」に着目している AUDIT-C や単一質問スクリーニングのほうがより適していることがわかるかと思います．

AUDIT-C や単一質問スクリーニングで陽性になった場合，まずアルコール使用障害がないかを確認します．その際には，CAGE や AUDIT を使うことができます．アルコール使用障害の疑いが強い場合（AUDIT で 20 以上など），（評価や治療のため）専門家への紹介が必要となるでしょう．アルコール使用障害がない場合は，複数回にわたるアドバイスやカウンセリングの実施が推奨されています．

カウンセリングでは，一度に３合以上日本酒を飲むなどといった飲酒行動は危険であり，飲酒行動がどのように変化するか（使用障害につながるか），といった情報提供から始めることで危険性への認知を高めます．ブックレットを使用

11. 神経科・精神科　　141

し，知識やスキルをつけてもらうことも効果的です．できれば，「アルコール誤用」を診断の1つに加え，適宜外来でフォローアップし，数回にわたりアドバイスやカウンセリングを実施するべきでしょう．「最近飲み方は変わってきましたか？」と聞く，「週2回は休肝日を設けましょう」と目標設定をするなど，本人の状況に応じて適切な飲酒行動を促すことが重要です．

（反田篤志）

あめいろぐ Conference

1. 認知症のスクリーニング効果はまだ不明確
2. うつ病のスクリーニング法は PHQ-2 と PHQ-9 の合わせ技で
3. AUDIT，AUDIT-C，単一質問スクリーニングでアルコール誤用を拾い上げる

あめいろぐ 関連ブログはこちら

1. アメリカでの精神科受診に備えて①
  (http://ameilog.com/maiuchida/2012/05/24/131050)

2. アメリカでの精神科受診に備えて②
  (http://ameilog.com/maiuchida/2012/06/13/123411)

3. アメリカでの精神科受診に備えて③
  (http://ameilog.com/maiuchida/2012/07/10/083049)

4. 精神科治療，日米の違い
  (http://ameilog.com/nanaokuzawa/2013/10/27/094938)

5. レジデントのメンタルヘルス
  (http://ameilog.com/dryumi/2015/04/20/112111)

●文献

1) 山田雅重．日英ことわざ文化事典．丸善出版，2017．p. 312
2) Livingston G, Sommerlad A, Orgeta V, et al. Dementia prevention, intervention, and care. Lancet 2017；pii：S0140-6736（17）31363-6.
3) Lin JS, O'Connor E, Rossom RC, et al. Screening for cognitive impairment in older adults：A Systematic Review for the U.S. Preventive Services Task Force. Ann Intern Med 2013；159：601-12.
4) Kessler RC, Berglund P, Demler O, et al. Lifetime prevalence and age-of-onset distributions of DSM-Ⅳ

disorders in the National Comorbidity Survey Replication. Arch Gen Psychiatry 2005 ; 62 : 593-602.

5) 川上憲人. うつ病の疫学と国際比較. 日本臨牀 2007 ; 65 : 1578-84.

6) Patient Health Questionnaire（PHQ）Screeners［Internet］. phqscreeners. 2014［cited 2017 May 28］. Available from：http://www.phqscreeners.com/select-screener

7) Maurer DM. Screening for depression. Am Fam Physician 2012 ; 85 : 139-44.

8) Arroll B, Goodyear-Smith F, Crengle S, et al. Validation of PHQ-2 and PHQ-9 to screen for major depression in the primary care population. Ann Fam Med 2010 ; 8 : 348-53.

9) Institute for Health Metrics and Evaluation［Internet］.［cited 2017 May 28］. Available from：http://www.healthdata.org/institute-health-metrics-and-evaluation

10) Jonas DE, Garbutt JC, Amick HR, et al. Behavioral counseling after screening for alcohol misuse in primary care：a systematic review and meta-analysis for the U.S. Preventive Services Task Force. Ann Intern Med 2012 ; 157 : 645-54.

11) 小松知己, 吉本尚監訳, 監修. AUDIT アルコール使用障害特定テスト使用マニュアル（http://apps.who.int/iris/bitstream/10665/67205/2/WHO_MSB_01.6a_jpn.pdf）

12) Babor TF, et al. AUDIT：The Alcohol Use Disorders Identification Test. Guidelines for Use in Primary Care（second edition）.［Internet］.［cited 2017 May 28］. Available from：http://www.who.int/substance_abuse/publications/audit/en/

13) Jonas DE, Garbutt JC, Brown JM, et al. Screening, Behavioral Counseling, and Referral in Primary Care To Reduce Alcohol Misuse［Internet］. Rockville（MD）：Agency for Healthcare Research and Quality（US）; 2012.

11. 神経科・精神科　　143

12. 実臨床でできる予防医療の注意点とコツ（一般外来）

Every system is perfectly designed to get the results it gets.
—— *Paul B. Batalden*（1941 年〜）

すべてのシステムは，それがデザインされた通りの結果しかもたらさない（効果的に予防医療を実践するには，それを可能にするシステムを作るべし）．

　忙しい一般外来の中で，予防医療に効率的に取り組むにはどうしたらいいでしょうか？　外来では，患者の主訴（例えば腰痛など）を中心とした診療が主体になり，どうしても予防まで手が回らないことが多いかと思います．しかし，患者の長期的な健康維持のためを考えると，腰痛に湿布を処方するよりも，運動を日々の生活に取り入れて腰痛を予防する策を考えてアドバイスするほうが望ましいはずです．日本でも，かかりつけ医が中心となり患者を包括的かつ継続的に診療することが今後は一般的になると思います．刹那的な外来診療ではなく，1年，数年，数十年先の患者の健康を考えた予防医療に日々取り組むことが重要視されるようになるでしょう．ここでは，一般診療の中に予防医療を取り込むための方策を示したいと思います．

本音トーク 1 予防的介入をラクにする第一歩は「アルゴリズムを組むこと」

　外来診療で取り組むことのできる予防医療は多岐にわたります．それらは大きく，「①日々の生活習慣に関する助言や介入」「②ワクチン」「③がん検診」「④疾病のスクリーニング」「⑤予防的投薬」の5つに分けることができますが，そのすべてを1回の診療で網羅することは極めて難しいです．そこでまずは，予防医療にかかわる情報をどうやって効率よく集め，どこに的を絞るかを決めることが重要

144　第2部　実臨床に直結した予防医学

になります.

　幸いなことに，多くの予防的介入では

アルゴリズムを組む

ことができます．例えば乳がん検診を勧めるかどうかは，基本的に性別と年齢，乳がんの既往歴および家族歴の4つのインプットで決めることができます．細かいニュアンスはいろいろとありますが，一般外来において「勧める」「勧めない」を決めるだけであれば十分です.

　運動や食事に関してはもう少し細かいアプローチが必要になりますが，基本的理論は同様です．この場合，毎日の運動を勧めるかどうか，に関していえばすべての人に「勧める」となってしまうわけですが，肥満ではなく週に1〜2回運動している人よりは，肥満で高血圧がありまったく運動していない人のほうが「強く」推奨するべきです．したがって，この場合のアルゴリズムは，BMI，既往歴（高血圧，糖尿病，心疾患など），運動習慣などのインプットを元に，推奨強度（高，中，低）といった傾斜をつけたアウトプットを組むことになります.

　重要なのは，

アウトプットに影響を与える
すべてのインプット（変数）を入れこもうとしないこと

です．1つの予防医学的介入を実行するかどうかにおいて，決定的に影響を与えるのは，ほとんどの場合，3〜5個のインプットです．インプットを増やすとその分情報を多く集める必要がありますので，実行可能性が下がります（誰も5ページにもわたる予診票を埋めたくはないでしょう）し，医師にとっても使いづらくなります．すなわち，全体を見渡したうえでのバランス感覚が非常に重要なわけです.

　さて，アルゴリズムを有効に組むことができたとして，それをどうしたら実際

の臨床に活かすことができるでしょうか．アルゴリズムは言い換えれば意思決定ロジックであり，集めた情報が臨床における意思決定（薬の処方や検診の推奨）につながらなければ意味がありません．

古典的なやり方は，実際にフローチャートを作り，それに従って診療をすることです．

● フローチャートを作る

例えば大腸がん検診であれば，図1のようなフローチャートが作れるかと思います（あくまで1例です）．専門的にはより細かいフローチャートが作れます（例えば，家族歴の強さに応じて40歳から検診を勧めるなど）が，一般外来においては普段の診療に使えるようにどれだけ簡略化し，意思決定の分岐点を明確にできるかが重要です．

MD Andersonはがん検診アルゴリズムを公開していますが[1]，かなり複雑であり，一般診療で使うには難渋します．また，ガイドラインに沿った

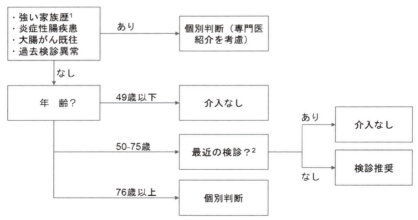

図1　大腸がん検診アルゴリズムの例（一般外来向け）
[1]：二親等以内に2人以上，[2]：便潜血検査は1年以内，S状結腸検査は5年以内，大腸内視鏡検査は10年以内

形にはしながらも，地域や患者層に合わせて柔軟にアルゴリズムを組み立てることも必要です．例えば，専門医が近くにいない僻地などでは専門医への紹介条件が変わってくるでしょう．

アルゴリズムを簡略化することにより，インプットからアウトプットを誰でもはじき出せるようになります．後述するように，これをどの程度自動化できるか（医師がかかわる前にアウトプットを出せるようにしておけるか）が，予防医学的介入をどの程度日常診療に組み込めるかにかかわってきます．

本音トーク ② 予防的介入をラクにする第二歩は「『予診』を活用すること」

アルゴリズムを組み立てさえすれば，インプットを医師自身が診察の中で取りに行く必要はありません．予防的介入を判断するうえで必要となる情報はそこまで膨大なものではありませんので，**予診**という形で患者から集めるべきです．

予防医学的介入の意思決定へのインプットとなるのは，主に以下の項目です．

- BMI（身長と体重）
- バイタル
- 既往歴（主にがん，心疾患）
- がん検診歴
- ワクチン接種歴
- 家族歴（主にがん，心疾患）
- 生活習慣（運動，食事，酒，たばこ，性習慣，運転習慣）

これらの情報は，予診や問診票という形で取られていることが多いかと思いますが，その情報が有効に活用されているかというと疑問です．問診票はほとんど

12. 実臨床でできる予防医療の注意点とコツ（一般外来）　　147

の場合，紙に記載されたものがそのまま医師の手に渡される（必要に応じて医師が電子カルテに打ち込む）か，それをスタッフが電子カルテにそのまま打ち込むかです．どちらにしても，実際の診療では補助的な情報として限定的に活用されるにとどまっています．

アルゴリズムがしっかり組んであれば，紙ベースで記載した情報でも予診段階でアウトプットを導出することができます．図1の大腸がんの例であれば，アウトプットは検診推奨，介入なし，個別判断の3つです．カルテ上の大腸がん検診という項目に対して，その3つのフィールドがあれば，医師が診察する前にアルゴリズム上のアウトプットを決定することが可能です．もちろん，最終的にどの行動をとるかは診察する医師に委ねられることになりますが，診察が始まる時点でその患者がアルゴリズム上のどこに位置しているかを瞬時に判断できるので，意思決定にかける時間が大幅に節約できます．

ここで注意すべきなのは，

予診・問診票の項目は，
最終的な意思決定につながる形で記載されている必要がある

という点です．

●予診・問診票の活用例

例えば，大腸がんの例において，以下のような項目が問診票にあるとします（よくあるパターンだと思います）．

家族歴：□ 大腸がん　□ 乳がん

これは上のアルゴリズムにおいて，有益な情報を与えるでしょうか？　答えは否です．上の例では，「強い家族歴」があるかないかが重要です．その定義は本来的には難しいところがありますが，ここでは拾い上げを広くする（感度を上げる）目的で，以下のように記載してみます．

二親等以内（祖父母，親，兄弟，子ども）で以下の病気にかかったことの
ある人数
大腸がん：□０人　□１人　□２人以上

　細かい話をすれば，一親等に１人と二親等に１人ではリスクが違います
し，親戚が何歳で大腸がんを発症したかも重要な情報です（若い発症はリス
クが高い）．しかし，これらの情報を問診票で取ろうとすると情報量が一気
に多くなり，実効性に欠けていきます．一方，上のように問診票を組み立て
れば，「２人以上」と答えた人がアルゴリズムで「個別判断」に行くことが誰
でもわかります．

　これは紙カルテでも電子カルテでも対応可能です．例えば紙カルテの場
合，以下のような項目をテンプレートとして印刷しておくことで，患者がア
ルゴリズム上のどこに当てはまるかを予診票から導き出すことができます．

【予診結果】
大腸がん検診：□介入なし　□検診推奨　□個別判断

　このようなテンプレートを，診察の前にアルゴリズムにのっとって埋めて
おくことで，医師の診察の際に有効活用できるようになります．ただこれを
紙ベースでやるのはいささか面倒になってきますし，電子カルテを使うほう
が現実的でしょう．簡単な方法は，上のようなフィールドを（診察の際に使
う）予診情報テンプレートとしてカルテ内に入れておき，予診票の情報を元
に，（スタッフが）事前に埋めておくことです．これを診察の際にインプッ
トとして使うことで，医師が効率よく情報を処理できるようになります．

　さらにこれを押し進めると，アルゴリズムの適用を自動化することが可能で
す．それには自動化に対応するソフトウェアが必要になりますが，

12. 実臨床でできる予防医療の注意点とコツ（一般外来）　　149

アプリで予診票に情報を入力

⬇

アルゴリズムを自動で適用

⬇

アウトプット導出

⬇

（カルテに接続されていれば）カルテに自動入力

ということが可能です．私がアメリカで経験した例では，簡単なものではありましたが，予診段階で取ったワクチン接種歴とがん検診歴の情報を元に，どのワクチンとがん検診がその外来時点で推奨されるか（どれが期限か）を示す機能が電子カルテについていました．そこでは予診票は紙で，その情報をスタッフが電子カルテに入力しており，必ずしもユーザビリティがよかったわけではありません．しかし，どのワクチンとがん検診がその患者に適応になるかを一目でみることができ，診療補助としてなかなか有効でした．

本音トーク3　チェックリストで重点項目を短時間で割り出す

　アルゴリズムと並立もしくは独立して実際の診療に取り入れることが可能なのが，カルテ上にチェックリストを作ることです．診療録の一部に予防医療用のセクションを設け，そこを診察の際に必ず埋めるようにすることで，見落としをなくすことができます．例えば，内科外来では以下のようなチェックリストを作っておくことが可能でしょう．

●チェックリストの例
【タバコ（喫煙者の場合）】
□ アドバイスを提供　　□ 禁煙補助薬を提供　　□ 禁煙外来を紹介

150　　第2部　実臨床に直結した予防医学

【がん検診】

大腸がん：□ すぐの検診を推奨　□ 次回以降もしくは推奨なし

肺がん：□ すぐの検診を推奨　□ 次回以降もしくは推奨なし

胃がん：□ すぐの検診を推奨　□ 次回以降もしくは推奨なし

（女性のみ）

乳がん：□ すぐの検診を推奨　□ 次回以降もしくは推奨なし

子宮頚がん：□ すぐの検診を推奨　□ 次回以降もしくは推奨なし

【ワクチン】

インフルエンザ：□ 接種を推奨　□ 次回以降もしくは推奨なし

肺炎球菌：□ 接種を推奨　□ 次回以降もしくは推奨なし

帯状疱疹：□ 接種を推奨　□ 次回以降もしくは推奨なし

　チェックリストを作るときのコツとしては，リスト，選択肢ともにできる
だけ少なくすることです．予防医療に関しては多くても 10 個程度，最も重
要と考えられるものに絞ることをお勧めします．選択肢は，上の例をみても
らえるとわかるように「今日勧めるかどうか」に意思決定を絞っています．

　さらに，重要なインプットがチェックリストの横に現れると効果が高いで
す．例えばこのような感じです．

インフルエンザ：□ 接種を推奨　□ 次回以降もしくは推奨なし
　　　　　　　　　（最終接種日：2016 年 4 月 1 日）

　最終接種日が並列して示されることで，接種を推奨するかどうかの意思決
定の補助になります．この情報は予診で取ることもできますし，電子カルテ
内に過去の接種記録が存在しているのであれば，その情報を自動的に引っ
張ってくることもできます．

　そして，できれば本人のプロファイルに応じて，リストが柔軟に変わるよ
うに設計できると望ましいでしょう．例えば，乳がんと子宮頚がんの項目は
女性だけに出現するように，喫煙の項目は予診で「喫煙中」と答えた人にの
み出現するように，といった具合です．

12. 実臨床でできる予防医療の注意点とコツ（一般外来）

アメリカで研修していたときの電子カルテにはこのようなチェックリストがあり，毎回の外来で必ず予防医療の項目（ワクチンとがん検診）を埋めるように指導されていました．これは患者1人にあてられる時間が多い研修だからこそできるという側面もありましたが，慣れてくると非常に速く，（多くの場合1〜2分で）全項目を埋めることが可能でした．日本でも十分に導入可能な仕組みではないでしょうか．

本音トーク4 「生活習慣」「ワクチン」「がん検診」「スクリーニング」「予防的投薬」が一般外来でカバーすべき予防医療

ここでは，一般外来においてカバーすべき（できる）予防医療の項目に関して，それぞれどういった状況で優先的に対処すべきかを簡単にまとめてみます．一般外来で取り扱う予防医療は大きく以下の5つに分けられます．

1. 生活習慣に関する助言と介入
2. ワクチン
3. がん検診
4. 疾病のスクリーニング
5. 予防的投薬

1. 生活習慣に関する助言と介入

これに該当するのは，運動，食事，タバコ，アルコール，性習慣，運転習慣です．これらに対する介入を優先すべき条件は，表1のようになるでしょう．

この中で，どれが最も予防医学的に効果が高く，医師が積極的に介入すべきかと聞かれると，まず間違いなくタバコでしょう．医師による介入が効果的であることが確立されているという点からも，必ず毎回の診察で喫煙状況をチェックし，喫煙者であれば最低でも一言アドバイスをするべきだと考えられます．

152　第2部　実臨床に直結した予防医学

表 1 生活習慣ごとの介入を優先すべき対象

生活習慣	介入を優先すべき対象
運動・食事	1) BMI 25 以上, かつ 2) 高血圧, 高脂血症, 心疾患, 脳血管疾患, もしくは糖尿病の既往
タバコ	喫煙者
アルコール	ハイリスク飲酒者（スクリーニング陽性）
性習慣	10 歳代, 男性間性交渉者, セックスワーカー, もしくは性感染症の既往
運転	1) 高齢者（75 歳以上）, かつ 2) 認知機能低下の既往, もしくは疑い

次に，一般外来ではなかなか手がつけられないものの，インパクトが大きいのは運動・食事だと思います．介入に時間がかかり，かつ行動変容に困難をともないますが，時間の許す限り積極的に取り組むべき介入と考えられるでしょう．

性習慣に関する情報は日本ではあまり質問項目として上がらないことが多いかと思いますが，可能であれば予診段階できちんと情報を取っておきたい項目です．10 歳代に対しては，一般的な性教育が十分実施されているとはいえませんので，

1. コンドームの正しい使用法（オーラルセックス時も含めて最初から最後までつけておく）
2. 性感染症の危険性（梅毒，淋菌，クラミジア，HPV，HIV を簡単に）
3. 感染経路（オーラルセックスと性行為）

くらいは，機会があればカバーしておきたいところです（日本の一般外来でこのような機会があること自体が稀だと思いますが）．**性教育のパンフレットを用意しておき，手渡すだけでも有効**と思われます．男性間性交渉者（men who have sex with men：MSM），セックスワーカーといった情報は，意識して聞かない限り取得することができません．意識して聞いても情報を得られない可能性もありますが，非常に性感染症のリスクが高いコホートであり，拾い上げる仕組みを作っておきたいところです．私の経験では，**予診票にそういった項目を設けてお**

12. 実臨床でできる予防医療の注意点とコツ（一般外来）　　153

き，すべての人をスクリーニングにかけるのが最も単純かつ効果的なやり方です．

　運転に関しては，日本では重要な予防医学的介入と考えます．高齢者における危険運転の可能性は現行の運転免許証更新の仕組みだけでは拾い上げられません．ただし，認知機能の低下が必ずしも運転能力の低下につながるわけではなく，介入を決めるにはより包括的なアセスメントが必要になります．その中で，

　1．最近事故に遭ったかどうか
　2．家族は運転をどう感じているか（危険と感じているか）

の2つが重要な評価軸となるでしょう．状況に応じて，夜間の運転をやめる（視力の低下），高速道路での運転をやめる（判断力の低下），運転免許を返上する，といったアドバイスを検討すべきです．ただし，運転制限もしくは運転中止をアドバイスする場合，それが与える**自尊心や社会的自立への影響を考慮に入れる**必要があります．運転中止にともなう悪影響を顕在化させないためには，家族を交えた話し合いとサポート体制の確立，および事前の代替交通手段の確立（割引タクシーなどの公共サービスを確認）が必要となります．

2．ワクチン

　一般外来で最低限頭に入れておきたいワクチンは，表2 の通りです．

　簡略化しているため，この記載は必ずしもアメリカの Advisory Committee on Immunization Practices（ACIP）の記述に正確に沿ったものではないことに注意し

表2　一般外来で頭に入れておきたいワクチン

ワクチン	主な対象
インフルエンザ	全員
肺炎球菌	65 歳以上
帯状疱疹	60 歳以上
麻疹・風疹（MR）	ワクチン接種歴不明
百日咳ワクチン	18 歳以降の接種なし
ヒトパピローマウイルス（HPV）	26 歳までの女性

てください（特に，脾臓摘出患者といった例外事項は入れていません）．日本では ACIP のように統一してワクチン接種スケジュールを推奨する組織が存在しないため，アメリカなどの例を参考にしつつ，日本の状況に当てはめて何を打つべきか調整する必要があります．

インフルエンザワクチンは全年齢にお勧めしますが，特に 65 歳以上の高齢者では入院など合併症のリスクが高くなりますので，強くお勧めしたいところです．一方で，高齢者のほうが免疫がつきにくく，相対的なリスク低下は小さくなりますが，絶対リスクが大きいので絶対リスク低下は大きくなります．相対リスクと絶対リスク低下を分けて考えるべきよい例でしょう（13 章参照）．

麻疹・風疹（MR）ワクチンは，ワクチン政策の歴史的な経緯もあり，1978〜1990 年あたりに生まれた人は 1 回しか接種していない割合が比較的高く，抗体価が十分でない可能性があります．麻疹，風疹ともに国内発生が毎年報告されており，特に妊娠可能年齢の女性において風疹は脅威です．MR ワクチンを 2 回打った記録がない場合は抗体価を調べ，陽性でなければ 1 回の追加接種を勧めるべきでしょう（妊娠中など禁忌でなければ，場合によっては抗体価を調べずに追加接種するという判断もありえます）．

百日咳ワクチンに関しては，18 歳以降の接種がなければ Tdap を 1 回打っておきたいところです．ただし，**日本では Tdap は承認されておらず，接種する場合は輸入ワクチンに頼らざるをえないのが現状**です．3 カ月以下の乳児（ワクチン接種前）が百日咳にかかると重症化しうることから，アメリカではさらに毎妊娠 27〜36 週に Tdap 接種が推奨されています（7 章参照）．日本でも 2016 年に約 3,000 定点から約 3,000 症例の百日咳の症例報告があり，その中で 6 カ月未満が約 10%（約 300 症例）を占めています．個人的にも，日本で研修をしていたときに，百日咳で ICU に入り挿管に至った乳児のケースにたびたび出遭ったことが思い出されます．大人に対する百日咳ワクチン接種がより積極的に検討されるべきでしょう．

ヒトパピローマウイルス（Human papillomavirus：HPV）は紆余曲折を経ています（日本のゼロリスク志向が如実に出ている好例だと思います）が，ACIP は

12. 実臨床でできる予防医療の注意点とコツ（一般外来）　　155

26 歳までの女性に接種を推奨しています．WHO もコメントを出している通り，学術的には基本的に決着がついており，日本でも積極的な推奨がなされるべき（積極的な勧奨を再開すべき）ワクチンです．リスク・コミュニケーション（13章参照）では「情動反応」に対して適切に対応することの重要性に触れますが，**過剰な「情動反応」に引っ張られ，薄弱な根拠（不正確なリスク情報）に基づく意思決定をしてしまうと，最終的な目的（この場合は人々の健康の保持・増進）が達成されません**（子宮頚がんでは毎年 3,000 人が亡くなっています）．すでに多くのエビデンスが揃っているなかで，科学的情報に基づいた判断が早期になされるべきでしょう．

コラム ❶ 「銃の国」アメリカ

余談ですが，アメリカだと一般外来でカバーすべき予防医療の項目に**銃**が加わります．毎年 3 万人以上（！）が銃で亡くなっており（自殺，他殺，事故を含む），人々の大きな健康リスクとなっているからです．その場合，「家の中に銃があるか」をスクリーニングとして聞くのですが，**一部の州（特に厳しいのがフロリダ州）で「医師は銃に関する質問を患者およびその家族にしてはいけない」という法律**が（執筆時点では）存在しています．日本人としては意味不明としかいいようがないのですが，銃の保持はプライバシーにかかわり，医師はそれに干渉する権利がないという趣旨のようです．

さらに余談ですが，アメリカでは 1996 年以降，銃に関する研究への国からの出資が（原則的に）禁止されています（全米ライフル協会のかかわりが大きかったことはいうまでもありません）．これだけ多くの死者が出ているにもかかわらず，研究資金が止められることで，有効な予防策の検証などが 20 年以上もできていないことになります．

タバコでは，厳密な研究による健康被害の証明がタバコ規制につながりました．銃産業側はその教訓を存分に生かし，根本から公衆衛生学の動きを止めることに成功してきました．非常に嘆かわしいことですが，それがアメリカの現状となっています．

（反田篤志）

3. がん検診

執筆段階において，国立がん研究センターによる「有効性評価に基づくがん検診ガイドライン」では，表3のがん検診が推奨されています．胃がんのガイドラインは2014年，乳がんは2013年と比較的新しいですが，それ以外は2009年以前とやや古くなっていることは考慮に入れておく必要があります．

一方で，アメリカ予防医学専門委員会（US Preventive Services Task Force：USPSTF）は表4の検診を推奨しています．簡略化して記載しているため，正確な情報はUSPSTFを参照してください（5章参照）．

5章でもみた通り，集団を対象としたスクリーニングの性質上，有病率や年齢分布の違いから日本とアメリカで推奨に違いが出るのは当然です．例えば，WHOの機関であるInternational Agency for Research on Cancer（IARC）によると，2012年時点における胃がんの日本の年齢調整罹患率はアメリカより3倍程度高くなっています（12.1 対 3.9，10万人あたり）．したがって，がん検診に関して各国の推奨を比較する際には注意が必要です．

2つの推奨を見比べたときに目につく大きな違いは，

表3　国立がん研究センターが推奨するがん検診（2009〜2014年）

対象となるがん	主な対象	検診方法
大腸がん	40歳以上	便潜血
乳がん	40〜74歳（女性）	マンモグラフィ（＋視触診［40〜64歳］）
子宮頸がん	20歳以上（女性）	細胞診
肺がん	40歳以上	胸部X線（＋喀痰細胞診）
胃がん	50歳以上	胃X線，胃内視鏡

表4　USPSTFが推奨するがん検診

対象となるがん	主な対象	検診方法
大腸がん	50〜75歳	便潜血，大腸内視鏡など
乳がん	50〜74歳（女性）	マンモグラフィ
子宮頸がん	21〜65歳（女性）	細胞診（＋HPV検査［30歳以上］）
肺がん	55〜80歳（ハイリスク者）	低線量CT

12. 実臨床でできる予防医療の注意点とコツ（一般外来）　　157

検診の対象となる年齢の上限値

です．日本では乳がんを除き上限が設定されていない一方，USPSTFは上限値を明確に定めています．がん検診が一般的には5～10年後のがん死亡を減らすこと，およびがん検診自体に弊害があること（偽陽性による介入や手技にともなう合併症）を考えると，年齢の上限値を定めることは重要です．高齢化が急激に進む日本において，どの段階までがん検診をすることに意味があるか，指針を確立することが望まれます．

表3，表4には示していませんが，もう1つの大きな違いは**検診の間隔の明記**です．USPSTFは乳がんは2年ごと，大腸がんは大腸内視鏡であれば10年ごとと明記してあります．特に乳がん検診の実施に関しては，1年ごとにすべきか2年ごとにすべきか，現在の推奨に落ち着くまでに大きな議論がありました（今でも続いています）．臨床に落とし込むためには，検診の間隔がエビデンスに基づき明示されることも重要です．

では，実際に日本で診療するうえではどう対応したらよいのでしょうか．検診の適否は一般的に市町村に委ねられ，「市町村の検診を保健所が推奨する通り受けてください」とせざるをえないことも多いのではないでしょうか．私にはこの現状は望ましいと思えず，**医師がエビデンスと患者個人の状況に応じて，検診の適否をアドバイスするべき**だと思っています．そして，アドバイス自体は現状の仕組みでも十分可能です．

ここからは完全に私の個人的な意見になりますが，最近の研究動向に基づいて考えると，日本でがん検診の適否を判断する際にはいくつか考慮するべき点があります．

まず，乳がん検診における視触診はスクリーニングとしては効果が確立されておらず，マンモグラフィを第一として実施すべきです．また，IARCのデータによると2012年時点での日米の年齢調整死亡率は大きな差がなく（12.9 対 14.9，10万人あたり），日本でもUSPSTFの推奨通り2年に1回の実施が妥当と考えます．

158　第2部　実臨床に直結した予防医学

また，大腸がんにおいては，大腸内視鏡はランダム化比較試験（RCT）のデータがまだ存在しないものの，質の高い観察研究によるデータが蓄積しており，便潜血検査と同程度の（大腸がん死亡低減）効果をもたらす蓋然性が高いと判断できます．**日本では質の高い大腸内視鏡検査が実施可能であり，大腸内視鏡（およびS状結腸鏡）を検診手法として加えてよい**と考えます．一方，日本でも大腸がんの 40 歳代の罹患率は低く，40 歳代から検診を実施する必要性が本当にあるかは疑問です．

子宮頸がんに関しては，USPSTF は 3 年に 1 回の細胞診でよいとしており，日本でも同様の間隔での検診を勧めてよいでしょう（少なくとも，2 年に 1 回以上はしなくてよい）．また，間隔を延ばしたい人には HPV 検査を追加して実施してよいと考えられます（陰性の場合は 5 年に 1 回にできます）．

肺がんに関しては，正直国立がん研究センターのガイドラインには疑問が残ります．胸部 X 線検査と喀痰細胞診は肺がん予防として確立した方法ではないうえ（ガイドライン内でも過去の RCT で死亡率に有意差がみられなかったことが述べられています），推奨は国内の症例対照研究（国内の 4 研究で有意差ありという結果）にのみ準拠しており，エビデンスのレベルとして十全とはいえません．ガイドラインも 2006 年とすでに古くなっています．アメリカの低線量 CT での毎年の検診は「やりすぎではないか」という疑問がありますが，胸部 X 線検査や喀痰細胞診よりはエビデンスのある検査方法として，ハイリスク者（USPSTF では 30 箱/年以上）には実施を考慮すべきでしょう．

4. 疾病のスクリーニング

一般外来での疾患のスクリーニングには，国内でかなりのばらつきがあると思います．日本では統一したガイドラインが存在せず，個々の医師の判断に任されている部分が多いです．結果として，効果的なスクリーニングと介入がなされていない，もしくは臨床的に意義の薄いスクリーニングがなされているケースが非常に多いと感じています．

ここでは，USPSTF の推奨を中心に，一般外来でのスクリーニングを検討すべきと考えられる疾病を挙げてみます（表 5）．簡略化して記載しているため詳細

12. 実臨床でできる予防医療の注意点とコツ（一般外来）　　159

表5 USPSTF の推奨する一般外来でスクリーニングを検討すべき疾病

対象となる疾病	USPSTF で推奨される主な対象
高血圧	全員
高脂血症	BMI 25 以上，もしくは 40 歳以上
糖尿病	40〜70 歳で BMI 25 以上
うつ病	全員
骨粗鬆症	65 歳以上の女性
腹部大動脈瘤	65〜75 歳で喫煙歴あり
B 型肝炎，C 型肝炎	ハイリスク者
梅毒	ハイリスク者
HIV	15〜65 歳

は省いていること，妊婦や小児における推奨は載せていないことに注意してください．

　高血圧，高脂血症，糖尿病に関しては特に説明は必要ないかと思いますが，USPSTF ではスクリーニング対象者を一定リスク以上の集団に絞ろうとしている点に留意してください（むやみに全員を対象としていない）．一方で，アメリカでも実際の臨床ではより広い範囲でスクリーニングをしており，大抵の場合初診でコレステロールと血糖値は測っていることが多いです．高脂血症と糖尿病に関しては，検査をして多少でも異常値があれば本人に「気をつけてくださいね」とアドバイスを送ることができ，それによって本人の認知が高まり食生活に気をつけるようになることも（臨床的な実感としては）あります．ですから，**表5の基準に当てはまらないからといって検査をすべきではない，と捉えるべきではない**でしょう．

　骨粗鬆症のスクリーニングは現時点では女性のみが推奨されており，これは日本でも同様と考えてよいでしょう．1回めで正常範囲内であった患者に対して，2回目以降の検査をすべきかどうかは議論が分かれるところです（あまりエビデンスがありません）が，少なくとも5年以内に繰り返す臨床的意義は小さいです．現実的には5年後を目途に2回めの骨密度検査をして，正常であれば3回め以降は必要ないと考えてよいでしょう．

160　　第2部　実臨床に直結した予防医学

腹部大動脈瘤は，外来で簡単にエコーができることが多い（検査のコストも低い）日本においては，簡便にできるスクリーニングとして実施してよいと考えます．身体診察に追加して実施しても短時間でできますし，検査にともなう副作用もありません.

　B型肝炎，C型肝炎，梅毒，HIVに関しては，議論の余地があるかと思います．慢性B型肝炎，慢性C型肝炎ともに日本での有病率は1%程度と考えられ，梅毒，HIVはさらに低くなります．これらのリスク因子はある程度共通しており（男性間性交渉者，セックスワーカー，薬物使用，性感染症既往など），それらのリスクを（予診などで）拾い上げてスクリーニング実施するかどうか判断するのが妥当でしょう.

　また，USPSTFがD推奨（スクリーニングしないことを推奨）している疾患は，一般集団に対する頸動脈狭窄症および慢性閉塞性肺疾患（chronic obstructive pulmonary disease：COPD）スクリーニング，低リスク患者における心電図検査での心疾患スクリーニングが挙げられます．頸動脈狭窄症スクリーニングは，不要な頸動脈内膜切除につながる（過剰診断による過剰介入）ことで害が利益より大きくなると考えられています．COPDでは無症状期における発見が有効な治療（進行の遅れやアウトカムの改善）につながらず，検査を実施する利益がないとしています．さらに，心疾患の低リスク患者に対して，心電図がもたらす情報の臨床的意義は非常に小さい（心疾患リスクの低下につながることは極めて稀）であり，かつ冠動脈カテーテル検査などの不要な介入につながる可能性から，害が利益を上回る可能性が高いと考えられています.

　最後に，慢性腎臓病（chronic kidney disease：CKD）のスクリーニングはアウトカムを改善するというデータに乏しく，I推奨（エビデンス不十分）となっています．ただし，糖尿病や高血圧患者に対するモニタリングも含め，一般診療で腎機能検査をすることは非常に多く（何らかの理由で検査をしていることが多い），この推奨はあまり大きな意味をもたないでしょう．日本において示唆があるとすれば，一般健診で腎機能を検査すること（上に述べた通り心電図も同様）の意義が問われる，といったところでしょうか.

12. 実臨床でできる予防医療の注意点とコツ（一般外来）　　161

5. 予防的投薬

　一次予防での使用を考慮すべき薬剤には，アスピリンとスタチンを挙げておきたいと思います．アスピリンに関しては9章で詳説していますので，そちらを参照してください．

　スタチンに関して，USPSTF は 2016 年 11 月に，かなり長い文章の推奨を出しています．そのニュアンスを感じてもらいたいため，ここにウェブサイトの文章を転載します．

　The USPSTF recommends that adults without a history of cardiovascular disease (CVD) (ie, symptomatic coronary artery disease or ischemic stroke) use a low- to moderate-dose statin for the prevention of CVD events and mortality when all of the following criteria are met：1) they are aged 40 to 75 years；2) they have 1 or more CVD risk factors (ie, dyslipidemia, diabetes, hypertension, or smoking)；and 3) they have a calculated 10-year risk of a cardiovascular event of 10% or greater. Identification of dyslipidemia and calculation of 10-year CVD event risk requires universal lipids screening in adults aged 40 to 75 years. See the "Clinical Considerations" section for more information on lipids screening and the assessment of cardiovascular risk.

　まとめると，「心血管疾患の既往がない 40〜75 歳の患者のうち，心血管リスク因子（高脂血症，糖尿病，高血圧，喫煙のいずれか）があり，心血管イベントの 10 年リスクが 10％以上の場合，低〜中用量のスタチンを推奨する」としています．

　おそらくこれを読むと，ワクチンやがん検診の項目とは異なり，臨床判断を求められているような印象をもたれる方も多いのではないでしょうか．しかし私の見方としては，確かに条件はいろいろとついていますが，**基本的な概念はワクチンやがん検診と同じ**です．どちらにおいてもある医学的介入に対して，利益が害を上回る集団および個人を年齢やリスク因子といった種々の条件から選び出し，適応を決定しています．そういった意味では，予防医学もほかの臨床医学とは大きく異なりません．

162　第 2 部　実臨床に直結した予防医学

スタチンの推奨に対してこのような条件がついているのは，その効果および副作用に関する研究が豊富に存在することも1つの要因です．データが多くあるため，適応を効果的に絞り込めるわけです．一方で，10年リスクが10%以上，という条件が曲者です．というのも，現状のリスク分析ツール（ACC/AHA Pooled Cohort ASCVD Risk Equations）はリスクを過剰評価すると考えられており，日本人におけるリスクを正しく反映していない可能性が高いからです．リスク因子の情報から電子カルテ上でリスクが自動計算されればよいですが，そうでない場合，忙しい外来の中では計算の手間もやや面倒です．したがって，このようなガイドラインがあっても，一般外来で容易には扱いづらく，現場での適応には多少の困難がともなうと考えられます．

実際の外来では，ある程度ガイドラインを指針として用いつつも，心血管リスクがある患者（特に60歳代以降）には比較的積極的にスタチンを処方してよいのではないかと考えます．本邦においても，複数学会の合同研究班による「虚血性心疾患の一次予防ガイドライン（2012年改訂版）」において，リスク層別化の手法は異なるものの，ハイリスク患者に対してスタチンの一次予防目的での投与が推奨されています．

（反田篤志）

あめいろぐ Conference

1. 予防的介入をラクにする第1歩は「アルゴリズムを組むこと」
2. 予防的介入をラクにする第2歩は「『予診』を活用すること」
3. チェックリストで重点項目を短時間で割り出す
4. 生活習慣，ワクチン，がん検診，スクリーニング，予防的投薬が一般外来でカバーすべき予防医療

あめいろぐ 関連ブログはこちら

1. 事前指示書が定着　日本でも普及可能―内側から見た米国医療 22
   (http://ameilog.com/atsushisorita/2015/12/12/084400)
2. 口述でカルテ記録　医師の効率アップ―内側から見た米国医療 12
   (http://ameilog.com/atsushisorita/2014/06/22/105724)
3. 自由の国だけれど予防接種は強制的―内側から見た米国医療 23
   (http://ameilog.com/atsushisorita/2016/01/02/085816)

● 文献

1) Cancer Screening Algorithms ［Internet］. MD Anderson Cancer Center. ［cited 2017 May 7：https://www.mdanderson.org/for-physicians/clinical-tools-resources/clinical-practice-algorithms/cancer-screening-algorithms.html］

2) All Injuries. FastStats. National Center for Health Statistics. Centers for Disease Control and Prevention. ［cited 2017 May 7：https://www.cdc.gov/nchs/fastats/injury.htm］

3) Adult Immunization Schedules and Tools for Providers | CDC ［Internet］. ［cited 2017 May 13：https://www.cdc.gov/vaccines/schedules/hcp/adult.html］

4) IASR 38（2），2017【特集】百日咳 2017 年 1 月現在［Internet］. 国立感染症研究所. ［cited 2017 May 13：https://www.niid.go.jp/niid/ja/pertussis-m/pertussis-iasrtpc/7075-444t.html］

5) Ferlay J, Soerjomataram I, Ervik M, et al. GLOBOCAN 2012 v1.0, Cancer Incidence and Mortality Worldwide：IARC CancerBase No. 11 ［Internet］. Lyon, France：International Agency for Research on Cancer；2013：http://globocan.iarc.fr, accessed on 2017 May 13.

6) 川上憲人. うつ病の疫学と国際比較. 日本臨牀 2007；65：1578-84.

7) Berry SD, Samelson EJ, Pencina MJ, et al. Repeat bone mineral density screening and prediction of hip and major osteoporotic fracture. JAMA 2013；310：1256-62.

8) Schweitzer A, Horn J, Mikolajczyk RT, et al. Estimations of worldwide prevalence of chronic hepatitis B virus infection：a systematic review of data published between 1965 and 2013. Lancet 2015；386：1546-55.

9) US Preventive Services Task Force ［Internet］. ［cited 2017 May 14：http://www.uspreventiveservicestaskforce.org/］

第 3 部

予防医学の関連領域

13 章　リスク・コミュニケーションとは…?

14 章　医療の質は予防医学とどうかかわるのか…?

15 章　予防医学を学ぶことの意義と，その学び方

13. リスク・コミュニケーションとは…?

Better safe than sorry.

備えあれば憂いなし[1].

本音トーク1 実臨床はリスク・コミュニケーションの連続

リスク・コミュニケーションとは，リスクに関する情報をやり取りすること．単なるトートロジーのようにみえますが，ここにはいろいろな含蓄があります．

そして，リスク・コミュニケーションの最大の目的とは

対象となる相手が，リスクに関する正確な情報に基づき，主体的な意思決定や行動を取れるようにすること

です．

まず，強調しておきたいのは，**実臨床はコミュニケーションの連続**ということです．

本音トーク4で後述しますが，クライシス・コミュニケーションは，救急や緊急手術時などの状況に当てはまります．危険性が低いにもかかわらず情動反応が大きい（outrage management を適用）状況は，「テレビでこの薬は危険だといっていた」と内服薬を止めてほしいという患者や，何らかの原因で医療者に対して怒りを覚えている患者に当てはまります．危険性が高いにもかかわらず情動反応が小さい（precaution advocacy を適用）状況は，多くの外来診療で見受けられます．

166　第3部　予防医学の関連領域

医療は常にリスクを扱い，不確実性の高い状況下で決断を迫られるものです．医師は普段からリスク・コミュニケーションを実践していますし，実践しているべき存在です．

　しかしながら，医師は必ずしもリスク・コミュニケーションが得意とはいえません．特に本音トーク6で後述するリスク・コミュニケーションの効果的な手法のうち，「過剰に安心させようとしない」ことが上手ではない医師が多いように思います（かくいう私もそうなのですが）．医師はときに，絶対的な信頼感をもたれているという（しばし誤った）観念に基づき，あまり情報を提示せず「大丈夫ですよ」といってしまいがちです．多くの人にはこれでも問題ないかもしれません（これすら私のバイアスの可能性があります）が，不安を解消するためには，まずきちんと話を聞き，不安の内容を把握する必要があります（信頼を醸成する最初のステップになります）．

　もう1点，医師が苦手なように思えるのが，数字の伝え方です．これは医学部が理系であることに起因しているのかもしれませんが，「数値は客観的だ」と考えている人が多いように見受けられます．1%は誰がみても1%だし，それ以上でもそれ以下でもない，と．確かに数学的にはそうなのかもしれませんが，それは後述する通り誤りです．1%の合併症率を高いと思う人もいれば，低いと思う人もいるのが現実です．また，数値の伝え方によって解釈は大きく変わります．例えば以下の3つを見比べてください．

A.「この薬を飲めば心筋梗塞のリスクを20%減らせます」
B.「この薬を飲めば，5人に1人は心筋梗塞にならなくて済みます」
C.「この薬を飲めば，10年以内に心筋梗塞にかかるリスクを10%から8%に減らせます」

A は相対リスク（relative risk）
B は number needed to treat（NNT）
C は絶対リスク（absolute risk）

13. リスク・コミュニケーションとは…？　　167

に基づいた説明の仕方なのですが，それぞれが与える印象が大きく異なることがわかりますでしょうか．過去の研究でも示されていますが，BのNNTに基づく説明はわかりづらいです．Bの説明を受けると，4人は薬を飲む意味がないように思え，自分がその4人の中にいる可能性のほうが高くみえるので，薬を飲む意欲が削がれると思うのですが，いかがでしょうか．NNTは統計学的な理解を促進するうえでは非常に有効なツールなのですが，患者とのコミュニケーションに使うべきではありません．AとCでは，一般的にCを用いたほうが正しい理解を促進できます．Aのほうが効果が大きくみえるのでAを使いたくなるかもしれません（製薬会社はこの理由からも相対リスクで情報提示することが多いです）が，リスク・コミュニケーションの主目的に立ち返れば，Cのスタイルを取ることが望ましいでしょう．

　さらにコミュニケーションを効果的にするためには，数値に医師としての見解を付け加えます（これも後述します）．「この薬を飲めば，10年以内に心筋梗塞にかかるリスクが10％から8％に減らせます．この低下率は十分に大きいと考えられますし，心筋梗塞にかかると本当に大変ですから，私は飲むことをお勧めしますよ」といった具合です．

　リスク・コミュニケーションの要領をふまえると，実臨床におけるコミュニケーションがさらに効果的になるはずです．まずはその原則からみていきましょう．

本音トーク2　情動反応を考慮に入れたやり取りで双方向的リスク・コミュニケーションを目指す

　リスク・コミュニケーションの目的を達成するためには，いくつかの基本条件を満たす必要があります．

168　第3部　予防医学の関連領域

> 1. リスクが（可能な限り）正確に把握されている
> 2. コミュニケーションが，対象となる相手に向けられている
> 3. コミュニケーションが双方向的である

このとき，最大の注意点は，「専門家にとってのリスク≠一般市民にとってのリスク」ということです．

専門家は一般的に，

事象の起こる確率（probability）× 事象が起きたときの重大さ（severity）

でリスクを評価します．例えば，自動車事故は起こる確率は高いですが，1件あたりの重大さはさほど大きくないかもしれません．それと比較し，飛行機事故は起こる確率は非常に低いですが，1件あたりの重大さは非常に大きいものになります．専門家の視点からは，それらの掛け算で客観的にリスクを判断します．自動車事故のほうが年間死亡者数は圧倒的に多いので，飛行機事故に比べるとリスクが高い，と判断するわけです．

しかし，リスク・コミュニケーションの観点からすると，これは絶対的に正しいアセスメントといえるのでしょうか？ 答えは否です．なぜならば，リスク・コミュニケーションが対象とする相手（多くは一般市民）は，リスクの定義が異なるからです．

一般市民にとってのリスク＝
危険性（hazard，専門家がいうところのリスク）
＋情動反応（outrage or emotional response）

リスク・コミュニケーションにおける「リスクの正確な把握」には，専門家がいうところの「リスク（＝危険性）」だけではなく，式の右側の「情動反応（惹起される感情）」をきちんと評価することが必須になります．例えば，「車のほうが"危険"な乗り物であるにもかかわらず，飛行機のほうが"怖い"と思う」という

13. リスク・コミュニケーションとは…？ 169

のは多くの人に共通する感覚ではないでしょうか．この"怖い"と思う部分をナンセンスとせず，メッセージにきちんと織り込むことが，その目的達成のための重要な要素となります．

　さらに，その対象が「主体的な意思決定や行動を取れる」ようになるためには，メッセージの内容に「納得」してもらう必要があります．そのために，コミュニケーションが双方向的でなくてはいけません．多くの場合，情報を伝えるだけでは，対象者に腹落ち感を出すことは難しいです．それぞれの価値観に基づく疑念や不安に応えるためには，（そもそもコミュニケーションとはそういうものですが）双方向にやり取りできる応対や場の設定が必要です．

●「情報フォーラム」で双方向性の対話を

　一般市民を相手にした双方向性のコミュニケーションの確保には，Ｑ＆Ａサイトや窓口の設置に加え，「情報フォーラム」という形式が有効なことがあります．「情報フォーラム」では，いくつかの分かれたブースを設けてそれぞれに専門家を置き，人々は各ブースを訪れることで自分の気になる点を個別に聞くことが可能です．タウンホールのように講演者が聴衆に向けて話す形式だと，しばしば聴衆の１人（大抵は何らかのアジェンダをもっている個人や集団の代表）がマイクを握り続けて会場を"ハイジャック"する危険性があります．情報フォーラムはその形式上"ハイジャック"の危険をなくしつつ，個別のニーズに対応できる点で優れた形式といえます．

　ここでは，リスクに専門家視点と一般視点の２つの定義があることを説明しましたが，本書は医療の専門家を対象としているため，特に断りがない場合は「リスク＝危険性」とし，情動反応を含む場合はそれを明確にすることにします．

本音トーク ③ 非医療従事者にとってリスクの正確な見積もりは困難と認識すべし

「あらゆる行為においてリスクが存在する」というのは，医療者であれば十分承知していると思います．そして「何かをするリスク」（例えば，ワクチンを打つリスク）に加え，「何かをしないリスク」（ワクチンを打たないリスク）が存在することも比較的自明ではないでしょうか．

予防医学は，この「何かをするリスク」と「何かをしないリスク」を正確に把握することが一般の人にとっては非常に難しい領域です．リスクの把握が難しいので，リスク・コミュニケーションの最大の目的である「リスクに関する正確な情報に基づいた，主体的な意思決定や行動」を促すことにも困難がともないます．ですから，予防医学では，より高いレベルでのリスク・コミュニケーションへの理解および実践が重要と考えられています．

●一般視点と専門視点ではリスクの見積りが異なる

例を挙げて考えてみましょう．ある患者が腹痛で救急外来に来て，穿孔性急性虫垂炎がみつかったと仮定します．何かをする（手術，場合によっては抗菌薬で待機）リスクは合併症や出血，何もしない（経過観察）リスクは汎発性腹膜炎や死亡，それぞれの選択肢のリスクを把握するのは比較的容易でしょう．

では，麻疹ワクチンを打つリスク（ワクチン関連合併症）と打たないリスク（麻疹の罹患）はどうでしょうか．医療者にとっては虫垂炎のケースと同様にみえるかもしれません．専門家視点からみた場合の「リスク＝確率×重大さ」の観点からは，ワクチンを打つリスクはごく小さく，打たないリスクに比べたら取るべき選択肢は明らかです．

一方で，一般の人にとってはまず，危険性（専門家のいうところのリスク）の見積もりが，不正確になります．麻疹ワクチンを打つ場合の危険性

13. リスク・コミュニケーションとは…？　171

（ワクチン関連合併症），ワクチンを打たない場合の危険性（麻疹の罹患）とともに，起こる確率（probability）は非常に低いです．あまりに確率が低い（1%以下など）と，正確な見積もりが困難になります（数学的には期待値がマイナスの宝くじを多くの人が買うのにも，同様の機序が働きます）．

　さらに，**一般視点の「リスク＝危険性＋情動反応」**でみると，話が違ってみえます．子どもに針を刺さなくてはいけない，痛みをともなう，（デマ情報に基づいた）「ワクチン関連」の悪影響が出るかもしれないなど，ワクチンを打つほうが"情動反応"が大きくなる場合が多いです．すると，「ワクチンを打つリスク」が専門家視点より大きく見積もられ，専門家視点と一般視点でリスクの見積りに齟齬（専門家視点ではワクチンを打たないほうのリスクが大きく，一般視点ではワクチンを打つほうのリスクが大きく感じられる）が生じえます．虫垂炎でこれが問題にならないのは，リスクが大きい（何もしない）選択肢のほうが一般的に情動反応も大きく，この齟齬が起こりにくいからです．

本音トーク 4　最初の 30 秒で勝ち取る「信頼」

　リスク・コミュニケーションの効果を決定する最大の要素は「信頼」です．どんなにメッセージや伝え方を工夫しても，信頼が得られなければ目的は達成されません．皆さんの経験からもわかるかと思いますが，信頼がおけないソースからの情報は疑われ，逆の効果をもたらす可能性すらあります．2011年の東日本大震災に関連した福島第一原発事故の政府情報ではメルトダウンの情報が「隠ぺい」されたと感じられ，政府が発表する内容が信じられなくなり，「安全だといっているからこそ危険だ」など，裏読みや逆張りに基づく行動が起こったことは記憶に新しいのではないでしょうか．

　その情報に信頼がおけるかどうか，対象者は非常に短い時間で判断するといわれています．Vincent T. Covello[2) によると，その時間は**30秒以内**．そして，信

172　第3部　予防医学の関連領域

頼を形成できるかどうかには，非言語の要素が大きくかかわっています．視線，体の動きや姿勢，服装，声のトーンといった要素が，信頼を構築するうえで役立ちます．視線はまっすぐと，姿勢はやや前傾，腕は開いた位置に置き，対象者に合わせた服を着て（一般的にはスーツ，医師なら白衣でもOKでしょう），落ち着いた声で話す，といった点に気を配ることが重要です．

　言語と非言語を合わせて「この人は自分が感じている恐怖や不安，心配に気をかけてくれているか」を聴衆は最も重視します．そして，「この人の職業や立場は信頼できるか」「正直に知っていることを話しているか」といった観点から，信頼に足る人物かどうかが判断されます．気をつけるべきは，

「正しい情報を話しているという事実」は
信頼を得るうえでの判断軸になりえない

ということです．「正しい情報を話している」という聴衆の判断は，上に挙げた判断軸を元に「信頼に足る」と判断した後に起こります．逆にいえば，信頼を得さえすれば，ウソを話していても「正しい情報を話している」と判断されることがある，ということです．

　エビデンスに基づかないがん治療を勧める医師や，ワクチンを打たないことを勧める「専門家」が一部の人に信頼されるのは，主に上の理由によります．すなわち，正しい情報をきちんと伝えたい場合は，正しい情報を一生懸命話すだけではダメだということがわかるかと思います．相手の恐怖や不安，心配をしっかりと聞き取り，それに向き合う姿勢と態度が，情報の伝達に先んじて存在しなくてはいけません．

　最初の30秒を乗り越え，（一定の）信頼を勝ちとることができれば，コミュニケーションを効果的に始めることができます．もちろん，話していく中でも信頼は簡単に失われますので，上に挙げた点には常に気を配る必要があります．

13. リスク・コミュニケーションとは…？　　173

本音トーク 5 相手にとってのリスクを把握することが最初の一歩

　効果的にリスクを伝えるためには，客観的なリスクが何か，対象となる相手がリスクをどのように感じているか，すなわち，「危険性（hazard）」と「情動反応（outrage）」がどの程度か，を把握することが第一歩となります．

　Peter M. Sandman[3]はそれらを2軸で評価し，それぞれの高低に応じて効果的なリスク・コミュニケーションを4つの型に分けて説明しています（図1）．

1. Crisis/Emergency Communication（hazard 高，outrage 高）

　災害やパンデミックなどの緊急事態においては，実際の危険性も高く，情動反応も大きくなることが多く，クライシス・コミュニケーションが必要となります．準備する時間も限られ，リスクが時間とともにダイナミックに変化するため，特別な注意が必要です．コミュニケーションの対象が大きな集団（ときには全国民）になることが多く，その成否が人々の行動を大きく左右します．クライシス・コミュニケーションにおける特徴は，**メッセージを短く，アクションを明確に伝達し，強調すべき点を繰り返すこと**です．詳細は本音トーク5を参照してください．

2. Outrage Management（hazard 低，outrage 高）

　実際の危険性は低いにもかかわらず，情動反応が大きい状況では，その情動反応をマネージすることに主眼が置かれます．重要なのは，このような状況は

**危険性が高い場合と同様に高リスクであり，
注意深いリスク・コミュニケーションが必要**

という点です．人々の恐怖や不安に的確に対応しないと，不信や（稀ではありますが）パニックを喚起し，望ましくない行動につながるおそれがあります．

　強い情動反応が起きやすい状況には以下の特徴があります．

174　第3部　予防医学の関連領域

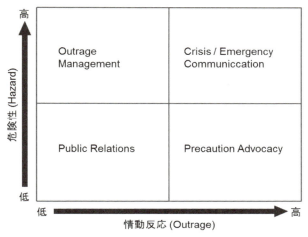

図1 リスク・コミュニケーションの4つの型

- 自発的な行動に基づかない,コントロール不可能,人為的,目にみえない
- 耳(聞き)慣れない,科学で解明されていない,不確実
- 次世代に影響を及ぼす,不可逆的,死など重大な危険をともなう
- 特定の集団(特に弱者)にのみ影響を与える

このような要素をもつ事象に対して,人々は強い恐怖や不安を覚えます.これをみると,なぜ原発事故や新型ウイルスの話題が強い情動反応を起こすか理解できるかと思います.ただし,これらが実際に起こった際には当然危険性も高いので,その場合はクライシス・コミュニケーションが適用されることになります.

● 東日本大震災における outrage management

　危険性が低く,情動反応が強く生じた状況の例として,東日本大震災後のアメリカが挙げられるでしょう.震災の数日後のアメリカ西海岸では,福島第一原発事故の影響が西海岸まで届くのではないかと恐れられました.放射線が風や海流に乗って西海岸に届く,放射線を取り込んだ魚が西海岸にたどり着き海を汚染する,といった不安を人々は抱き,「ヨードを摂取したほう

がよいのではないか」と考える人もいました．実際に，2011年3月17日の会見でカリフォルニア州保健局[4]は「アメリカにいる人はヨードを摂取すべきではない」と明確に述べています（述べる必要があったということです）．また，人々は（福島のみならず）日本の食物を食べることに不安をもち，会見内ではマスコミ関係者から「日本からの食物は食べていいのか？」という質問も出ています．

　このような状況においては，人々の不安に対して真摯に，丁寧に，念入りに，かつ迅速に対応することが鍵になります．いったん不安が出現すると，デマや噂が瞬く間に広がります．特に，インターネットやソーシャルメディアの出現により，それらは一瞬にしてウェブ上に現れ，検索の上位やタイムラインを占めるようになりました．これらに対抗するためには，リスク・コミュニケーターも同様の迅速さをもって，人々にメッセージを届ける必要があります．ソーシャルメディアを活用し，不確実な状況でも早めにメッセージを打ち出すこと（噂に先んじること）が効果的なマネジメントにつながります．

　また，聴衆の怒りが先行している場合，そしてそれが（リスク・コミュニケーター側の）何らかの作為もしくは不作為による（可能性がある）場合は，**早急に謝ること，自己防衛に走らないことが**最重要になります．これを最初に間違えると，いくら後で謝っても火に油を注ぐことになるだけで取り返しがつかないことになります．最初に強弁してしまい，これで失敗した例は数え切れません（政治家が辞任に追い込まれる例によくありますね）．

3．Precaution Advocacy（hazard 高，outrage 低）

　実際の危険性が高いにもかかわらず，人々があまり注意を払わない状況に当てはまります．公衆衛生や予防医学のリスクの多くはこの分類に当てはまるでしょう．自動車事故，飲酒，喫煙，運動不足など，枚挙に暇がありません．

　この場合，適切な注意を喚起する必要があります．ただし，「それは危険ですよ！」というだけでは効果がないことは，多くの臨床医が実感するところでしょ

う．こういった状況で行動変容を促すことの難しさと，トピック別のアプローチはそれぞれの章で扱いましたので割愛しますが，リスクを過小評価する場合の根本原因は，その人の考え方や価値観に帰依することが多いです．したがって，注意を適切なレベルまで上げるためには，どういった考えや価値観が元になっているかを探り，双方向的なやり取りを通じて共通の土台を作りつつ，納得を生むというアプローチが有効になります．別のやり方としては，システム面からのアプローチを取り，望ましくない行動を取りにくくする（シートベルトの義務化，公共空間での禁煙など）ことも有効です．

4. Public Relations (hazard 低, outrage 低)

危険性が低く，情動反応が強くない場合には，積極的なリスク・コミュニケーションは行われません．当然ですが，優先順位が低いからです．

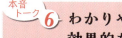

本音トーク6 わかりやすさと誠実さで効果的なリスク・コミュニケーションに

効果的なリスク・コミュニケーションにおいて，重要な点は主に以下の通りです．

> 1. 正直に包み隠さず話す
> 2. 過剰に安心させようとしない
> 3. わからないものはわからないという
> 4. 数字を使いすぎない
> 5. 平易な言葉で話す
> 6. 何をすべきか，何ができるかを明確に伝える

1. 正直に包み隠さず話す

非常によくある誤解に，「相手にすべての情報を与えると過剰反応を起こしてしまうかもしれない」と考えて意図的に情報を秘匿するケースがあります．この意図の裏側には，「正確な情報を渡しても，きちんと理解して消化することがで

きないだろう」という，上から目線の態度が存在します．国家安全や外交にかかわる場合など，どうしても情報を開示できない場合もあるかと思いますが，ほとんどの場合，

もっている情報はすべて正確に，
早く開示したほうがよい結果につながります

特に臨床医がかかわるような案件では，個人情報の開示を除き，すべてのケースで情報を包み隠さず話すほうがリスク・コミュニケーションとしてはうまくいくでしょう．もし話せないことがある場合，何が話せないのか（かかわった個人の名前など），それがなぜ話せないのか（個人情報にかかわるためなど）を明確に伝えましょう．そのためには，相手がどういう情報をほしがっていて，そのうちどの情報が開示できてどの情報が開示できないのか，事前に把握しておく必要があります．

2. 過剰に安心させようとしない
また，相手を安心させたいばかりに「安心してください．大丈夫です」と繰り返すケースも散見されます．

安心するかどうかを決めるのは対象者のほうであり，
リスク・コミュニケーターとしては，
そのための材料（事実や現状分析，専門的意見）を
与えることが優先されます

この延長として，身近なものにたとえて安心を促そうという試みもよくみられますが，お勧めできません．例えば「原発事故が再び起こる確率は，今日あなたが道を歩いていて交通事故に巻き込まれて死ぬ確率よりずっと低い」などです．こういったたとえは，「リスク（確率×重大さ）は定量化できる」という専門家の視点に基づいており，情動反応（outrage）の部分に適確にアプローチしていません．「この人は私のことをわかっていない」という反応を引出し，信頼を失う，怒りを買うなどといった結果になります．

178　第3部　予防医学の関連領域

3. わからないものはわからないという

その時点ではわからないことを質問されたときに，すべてわかっているように
みせたり，それに答えるのを避けたりするのは賢明な判断ではありません．一般
的な議論ではすべての質問に直接答えないのも有効な戦術になることがあります
（国会論戦などが典型ですね）が，リスク・コミュニケーションにおいては機能
しません．真摯ではない，もしくは重大な何かを隠している（正直に話していな
い）と捉えられかねず，怒りやさらなる不安を生む結果になります．

わからないことを聞かれた場合，何がわかっていないか，それから想定される
最悪の事態は何で，それに備えて何をしているかを明確に伝えるのが賢明です．
そこから「楽観的な事態を示唆する事実」を示し，限られた情報に基づく現時点
での分析と，それに対してできる行動や選択肢を伝えます．

「それに関しては現在調査中であり，詳細な情報が入り次第すぐにお伝えしま
す．最悪の事態としては○○が考えられますが，それに対しては○○を実施する
ことで最大の警戒態勢を敷いています．よい材料としては○○があり，完全に正
確なことはわかりませんが，私どもとしては現時点では○○である可能性が高い
と考えております．そのためには，皆さんは○○といった予防策を取ることをお
勧めします．また，○○をしておくことも適切かと考えられます」

といった具合になります．これは「（前回の会見より）想定以上に悪い事態が起
こっていました」と後でいわざるをえない状況（一瞬で信頼が失われます）を作
り出さないために重要です．

また，「私もそうであることを願っています」「それに関しては私も非常に心苦
しく思っております」など，自らの希望や感情を伝えることをはばかる必要はあ
りません（もちろん 2000 年の雪印の社長のように「私は寝ていないんだよ！」な
どと怒りをぶちまけるのは論外ですが…）．コミュニケーションの相手も感情を
もつ人間であり，（コントロールされた）感情の表出は共感を生むきっかけにな
りえます．

4. 数字を使いすぎない

　科学者や医師といった専門家は特に，コミュニケーションにおいて数字を多用することで相手を説得しようと試みる傾向があります．もちろん，正確な数字を伝えることは重要ではありますが，数字だけで論理を組み立てたり，数字をもってして相手を説得しようとしたりするのは，逆効果である場合が多いです．その原因の一部には，数字の解釈はコンテクストや人によって異なることが挙げられます．例えば「今年のインフルエンザワクチンの効果は70%でした」といったとき，専門家からすれば「今年のワクチンは十分な効果があった」という意図が含まれているわけですが，一般の受け手は「30%の人には効果がなかった（私には効かなかったのかも）」と捉える可能性があります．これを避けるためには，その数値が何を意味するのかをきちんと伝えることが重要です．「今年のインフルエンザワクチンは，ワクチンを受けた人がインフルエンザにかかる確率を70%減らしたと考えられ，例年に比べると効果の高いワクチンであったと考えられます」などと述べるほうがベターでしょう．

　また，数字を多用するのは「リスクは定量的である」という専門家の誤謬にある程度起因します．情動反応（outrage）をリスクの一部と捉えていないため，数値がリスクの最も正確な記述だと考えてしまうわけです．ここでも同様に，聴衆の不安や恐怖をきちんと認知し，それに対して真摯な姿勢を示すことが重要です．そのためには，例えば「今回の○○では，まだ多くの方が強い不安の中にいらっしゃるかと思います」など感情面の認知を，数字を語る前に明確に示すことが勧められます．もちろん，こういったことをうわべだけでいうのは逆効果ですので，本心からいえる内容を話すようにしてください．

5. 平易な言葉で話す

　医師であれば，これは慣れているかと思いますが，相手に合わせた言語を使うことは当然コミュニケーションにおいて重要です．特にリスク・コミュニケーションにおいては相手が集団である場合も多く，言葉選びは極めて慎重にすべきです．専門用語を使わない，略語を使わない，わかりやすい言葉で言い換えられるものは言い換える，といった基本を守るべきです．

6. 何をすべきか，何ができるかを明確に伝える

多くの人は，何かできることを具体的に教えてもらい，それを実行することで，恐怖や不安により的確に対処できます．強い情動反応が起きやすい状況（上記参照）に示される通り，コントロール不能なものをある程度（心理的にでも）「コントロール可能」な状況にもち込むことで，感情をコントロールしやすくなります．したがって，特に不安や恐怖が強い状況でのリスク・コミュニケーションでは，何をすべきか，何をすることが勧められるか，ほかに何ができるか，を明示することが大事です．

コラム ❶ リスク・コミュニケーションには十分な準備と訓練を

リスク・コミュニケーションを有効に実践するために最も重要なのは，十分な準備と練習です．（トップマネジメントに携わる人間は特に）そういった事態を想定した訓練を積んでおくべきですし，一般の臨床医も日々の実践を通じて型をある程度身につけておくことができます．繰り返しになりますが，臨床はリスク・コミュニケーションの連続です．

すべての状況を予見することは当然できませんが，緊急事態においてさえ，限られた時間内で準備をすることは可能です．例えば，Covello の「緊急事態に際してマスコミからよく聞かれる 77 の質問（77

Questions Commonly Asked by Journalists During a Crisis）」（ググってみてください）にみられるように，人々の反応や気にする点というのはある程度予見できます．

また，例えば院内感染症のアウトブレイク，（鳥インフルなどの）新興感染症患者の受け入れ，重大な医療事故の発生，といった想定されるシナリオに基づき，（誰がスポークスマンになるのかも含めて）リスク・コミュニケーションの訓練を積んでおくことも有効な策ですので，検討してみてください．

（反田篤志）

13. リスク・コミュニケーションとは…？　181

本音トーク 7 とにかく「初動が大事」なクライシス・コミュニケーション

　感染症のアウトブレイクや震災時などの緊急時（危険性が高く，情動反応も強い状態）に実施されるのがクライシス・コミュニケーションです．**本音トーク5**で挙げた6つの基本は同様に当てはまりますが，いくつか特徴的な点があるので記載します．

　1つめに，「時系列」が挙げられます．緊急時においてはリスク・プロファイル（何にどの程度のリスクが存在するか）が時間とともに急激に変化しますので，コミュニケーションもダイナミックに変化する必要があります．そして

何より初動が大事

になります．大きな不安を引き起こす事象が起こった後，最初の情報を得るまでに時間が経過すればするほど不安は増大し，「何か隠されているのではないか」「重大な何かがすでに起こっているのではないか」と人々は考えるようになります．すると，とにかく何かの情報を手に入れようとする結果，噂やデマがはびこる可能性を高めてしまいます．そこでまずは，とにかく記者会見などを開き，何より早く公式の見解を出すことが重要になります．

　ソーシャルメディアで情報が一瞬で拡散でき，入手可能になった今，事象発生から1〜2時間（どんなに遅くても6時間）程度が最初の発表までにかけていい時間となるでしょう．（病院など）こういった対応に慣れていない場合，「もう少し現状がわかってから」といって情報を待ち，対応が後手に遅れてしまうケースがありがちですが，限られた情報しか手元にない状態でもよいので，コミュニケーションのチャネルを開け，「先手を打つ」ことが有効な一手となります．

　初動段階では，情動反応（outrage）に適切に対処することがコミュニケーションの主な目的となります．そこで何よりもまず優先すべきは，

182　第3部　予防医学の関連領域

相手の不安，恐怖といった感情を認め，それを重要なものと捉えている

と伝えることです．上にも記載しましたが，スタートラインに立つためには，相手の感情に配慮し，信頼を得なくてはいけません．

次に，「恐怖や不安，パニックを恐れないこと」です．緊急時においては危険性（hazard）が高く，恐怖や不安をもつことは当然であり，適切なレベルでそれらをもっておくことは情報への注意深さ，適確な準備，先んじた対策といった適切な行動につながります．また，過去の研究によれば，危険性が高い状況においても，群衆がパニックを起こすことは稀です（大多数はリスクに対して適正に対処します）．すなわち，不安や恐怖を過度に抑制しようとしたり，パニックが起きることを過度に恐れたりする必要はないわけです．パニックを恐れるがゆえに起きる誤解に，「相手にすべての情報を与えるとパニックを起こし，大変なことになるかもしれない」と考えて意図的に情報の提供を差し控えるケースがありますが，これは信頼を失墜させる行為となり逆効果です．パニック以上に起こりやすく，危険なのは「否認」（起こったことを受け入れられず，リスクを存在しないものとみなす）ですが，これに対しても「恐れや不安をもつことは当然であり，それをきちんと理解している」と伝えることが最も効果的な予防・対応策になります．

さらに，緊急時には聴衆が咀嚼できる情報量は限られていることを認識すべきです．強い不安に駆られたとき，人は最初に耳に入ったひと言に強く印象を受け，否定的な言葉により強く反応します．これはがんの告知や緊急手術を要する状態になった患者やその家族を想像してもらえればわかるかと思います．たいていの場合，こちらのいったことの5分の1程度しか伝わらない（半分も伝わったらよいほう）というのが実感ではないでしょうか．したがって，

メッセージは簡潔に，伝えたいことを最初に，要点は3点に絞る
（4つ以上のものは緊急時には覚えていられない，と思ったほうが賢明）

といった工夫が必要となります．また，情報量だけではなく，処理できる情報のレベルも落ちることが一般的であり，よりわかりやすいメッセージを伝える必要

があります.

　3つの要点は10秒以内に伝えられるようにしてください. そして, それぞれ
の要点をサポートするサブ要点を3つずつ用意します. そして, 要点は同じイン
タビューや会見内で3回繰り返します (Covello の Rule of 3). 繰り返すのは, そ
れが重要であることを強調するためです. 1回いっただけでは, その重要性が伝
わりきらないことがほとんどです (インタビューや会見の最初, 中盤, 最後に1
回ずついう). 例えば, 以下のようにメッセージを組み立てます.

● 「何が目的か…？」を意味してメッセージを組み立てる

　ケース：海外で発生した新型インフル (鳥-ヒト感染のみ確認) が国内に流
入したのではないかという懸念が生じており, 地域の人々は強く不安に思っ
ている (表1).

表1　要点の組み立て

メッセージ	サポート	サポート	サポート
1. 現時点では新型インフルの国内発生例は確認されていない	1.1. 国内で生じているインフルエンザはすべて季節性のもの	1.2. 発生地からの旅行者で発熱者はみられていない	1.3. 現時点で人から人への感染は確認されていない
2. 慎重に状況のモニターを続けている	2.1. 医療機関と緊密に連携している	2.2. 発熱者は的確なスクリーニングを実施している	2.3. 保健所に発熱者用の電話窓口がある
3. 標準的な予防策である手洗いやうがいの実施を推奨	3.1. 食前食後の手洗いが予防に効果的	3.2. うがいも有効な方策となりうる	3.3. 保健所のサイトに予防策が載っている

　このメッセージを見て, うがいには予防効果がない (エビデンスがない)
のでは, と考えられる方もいるかもしれません. 確かにそれは「正しい」と
思いますが, ここでの目的は人々の不安を解消し, 適切な行動を促すことで
す. うがいには明確な害があるとは思えず, やれることの選択肢を増やし自
己効用感を増すうえで効果的です. 「何が目的か…？」を常に意識してメッ
セージを組み立てることが重要です.

184　第3部　予防医学の関連領域

繰り返しになりますが，意図的に安心させようとする言葉は効果がないどころか，逆効果になります．「安心してください」「パニックに陥らずに」「落ちついてください」といった言葉は，人々がある程度落ち着いた後には効果がありますが，不安や恐怖が高まっている状況では人々を落ち着かせることはできません．また，緊急時は情報がなく，安心させるためについ（嘘ではないにしろ）確認が十分でないことを事実として話してしまいがちです．わからないことはわからないと正直に，勇気をもって話すことがここでも重要になります．そして，情報の一貫性を保つことも緊急時では重要な要素です．迅速さと天秤にかけざるをえない部分もありますが，聴衆はメッセージが一貫していないと混乱し，信頼を失います．一貫性を保持するためにも，確認済みの事実と確認中の事実，自分の意見をごちゃ混ぜにしないこと，不確実なものを不確実なものとして提示することが肝要です．

（反田篤志）

あめいろぐ Conference

1. 実臨床はリスク・コミュニケーションの連続
2. 情動反応を考慮に入れたやり取りで双方向的リスク・コミュニケーションを目指す
3. 非医療従事者にとってリスクの正確な見積もりは困難と認識すべし
4. 最初の30秒で勝ち取る"信頼"
5. 相手にとってのリスクを把握することが最初の一歩
6. わかりやすさと誠実さで効果的なリスク・コミュニケーションに
7. とにかく「初動が大事」なクライシス・コミュニケーション

あめいろぐ 関連ブログ記事はこちら

1. 度重なる訴訟が米国医療にもたらすもの―米国で医療従事者になってみた (14)
（http://ameilog.com/atsushisorita/2013/05/13/205214）

2. 積極的なカルテ開示は医療訴訟を減らすのか―米国の医療マネジメントを考えてみた (1)
（http://ameilog.com/atsushisorita/2015/07/26/040612）

●文献

1) あめいろぐ（http://ameilog.com/atsushisorita/2013/05/13/205214）
2) Center for Risk Communication｜critical issues management, risk communication planning, training, management ［Internet］.（cited 2017 Apr 29, http://centerforriskcommunication.org）
3) Sandman P. Responding to Community Outrage：Strategies for Effective Risk Communication. 1st ed. Fairfax, VA：Amer Industrial Hygiene Assn；p. 123, 1993.
4) CAPublicHealth. CDPH-CalEMA News Briefing on Radiation—March 17, 2011 ［Internet］.（cited 2017 Apr 29, https://www.youtube.com/watch?v＝hBPhDP1jf1A）
5) 岩田健太郎.「感染症パニック」を防げ！ リスク・コミュニケーション入門. 東京：光文社；2014.

14. 医療の質は予防医学と どうかかわるのか…?

Quality is everyone's responsibility.

—— *W. Edwards Deming*（1900～1993 年）

質は全員の責務である（医療の質はすべての人がかかわるべき問題）.

本音トーク 1 医療の質は，一次予防から三次予防までかかわる 予防医学の重要領域

　医療の質（quality）が予防医学の範疇というと，疑問をもたれる方がいるかもしれません．それはおそらく，医療の質は三次予防（合併症や死亡を含む臨床転帰の改善）の話，と無意識に考えるからではないでしょうか．三次予防では各専門領域（例えば，心筋梗塞であれば循環器内科など）の重要性が大きいため，医療の質は各領域の専門科に委ねられるべきもの，と捉えられるのでしょう.

　しかし,

**医療の質は三次予防のみならず,
一次予防，二次予防に関しても同様に当てはまります**

　例えば，三次予防領域の医療の質向上の例として，急性心筋梗塞（acute myocardial infarction：AMI）の door-to-balloon（D2B）を考えてみましょう．ここでは，D2B を短縮することで死亡や合併症を防ぐことが目的です．医療の質向上の一般的なアプローチでは，D2B を要素分解し，救急室到着前からカテーテル室で患者の冠動脈に到達するまでのプロセスをデザインし直します．その中で，どこがボトルネックになるのか，ボトルネックを取り除くにはどういう解決策を取るべきかを検討し，多くの場合は PDSA サイクル（本音トーク 4）を回してプロセスを改善します．1 つの例ですが，救急車内で心電図（ECG）を取り,

14. 医療の質は予防医学とどうかかわるのか…?　　187

その情報を元にカテーテル室を事前に準備することで，救急室 → カテーテル室へのタイムラグを短縮できることが示されています（カテーテル室の立ち上げがボトルネックになっていることが多いというデータに基づいた介入）．

　今度は二次予防であるがん検診を考えてみましょう．がん検診はがんによる死亡を防ぐことが目的です．その有効性を上げるためには，がん検診のプロセスを始まりから終わりまで考える必要があります．医療技術（5 章で解説した，がん検診の手法に基づく感度や特異度）が一定とすれば，がん検診の有効性を下げるのは主に検診率の低さ（特に，よりハイリスクな人が受けていないこと）とフォローアップ率の低さ（異常所見が出たときに精密検査をしないこと）です．これらを上げるためには，それぞれのステップでのボトルネックを明確にし，それらを取り除くことが必要です．例えば，ハイリスク群が検診を受けない理由には，交通手段の不足や交通費が挙げられます．これらを解決するためには，検診車をそれぞれの地域に派遣する，といった介入が考えられます．

　AMI とがん検診における質の向上アプローチをみたときに，それらの相似性に気づいてもらえるでしょうか．三次予防のみならず，一次・二次予防にも医療の質向上のアプローチは同様に適用できるのです．念のためですが，一次予防と二次予防も当然「医療」です．日本では，基本的に一次・二次予防が健康保険でカバーされません．世界的にみるとこの分断は特殊であることを認識しておくことが重要です．

　医療の質の向上とは，**「医療行為を現実世界で最適化する」ためのアプローチ**であり（delivery science，implementation science などとも呼ばれます），あらゆる予防の効果を最大化するために必須のスキルなのです．

本音トーク 2 質の高い医療とは
個人と集団の両方の利益を考える

「医療の質」をきちんと定義しておくことは本当に重要です．いろいろな議論をみていますと，この定義がしっかりとしていないために齟齬が生じている場合が散見されます．私が今までみた中では，やはり Institute of Medicine（IOM，2015年7月に National Academy of Medicine と改名）の定義が包括的かつ最もしっくりくるように感じます．

その定義は，"The degree to which health services for individuals and populations increase the likelihood of desired health outcomes and are consistent with current professional knowledge" です．結構ややこしい英語なのですが，質の高い医療とは「最新の知識に基づいており，個人および集団において望まれる健康状態を達成しやすくする」ものだと定義できます．この定義のミソは，

「個人（individual）」のみならず
「集団（population）」を対象とすることで，
全体の利益を考慮する視点が入っていること

です．臨床的な視点から医療の質を語ると，どうしても「個人における価値を最大化する（個人に対して最高の医療を提供する）」ことに主眼が置かれがちですが，公的保険を通じて社会的資源を共有する医療において，「集団における価値を最大化する」ことも同様に重要です．

そのうえで IOM は，医療の質には6つの側面があると述べています．

14. 医療の質は予防医学とどうかかわるのか…？　189

1. **safe（安全性）**：患者に害を与えない
2. **effective（有効性）**：患者個別の医学的状況を加味したうえで，科学的知見に基づく
3. **patient-centered（患者中心志向）**：患者の嗜好や価値観，必要性を尊重する
4. **timely（適時性）**：不必要な遅れや待ち時間のない
5. **efficient（効率性）**：無駄のない効率的な
6. **equitable（公正性）**：すべての人に均質な

　医療の質におけるよくある誤解は，「医療の質＝有効性」と捉えられてしまう（定義が矮小化されてしまう）ことです．そう捉えてしまうと，医療の質における多面性が失われてしまい，相互作用とトレードオフの議論がしづらくなってしまいます．同様に，医療の質と安全を並列して議論されることがままありますが，これも医療安全を独立したものとして捉えることになり，個人的にはしっくりきません．

　質の定義における「個人」と「集団」にもみられますが，上の6つの側面は相互に関連しています．それらはときに補完しあい，ときに対立しうるものです．例えば「有効性」の高い医療を実施することは，有効でない医療の提供（overuse）を減らし，「効率性」を向上します．一方，「公正性」を追求する場合，個人に対する「患者中心志向」を必ずしも最大化できない場合も生じるでしょう．重要なのはこれらを背反ではなく関連する事象として捉え，どれか特定の側面が大きく損なわれないかを考えることだと思います．システムとして医療の質を最大化するためには，これら6つの側面が高いレベルで維持される必要があります．

本音トーク 3 医療の質の評価では，厳選された指標を継続的に測定すべし

　医療の質を評価するためには，質を反映する指標を定義し，それを測定する必要があります（そして質の向上では，その指標の改善を目指します）．ここでのキモは，

「正しく」質を反映する指標を設定すること

です．さまざまな研究がなされてきましたが，これには非常に繊細かつ綿密な論理構築と検証作業が必要なのです．

　質の指標が測定する対象は，

- 構造指標（structure）
- プロセス指標（process）
- アウトカム指標（outcome）

に大別されます．構造指標は，医療が提供される状況を規定し，病室の広さ，病床数あたりの医療従事者数，病院管理体制などが含まれます．プロセス指標は，医療が提供される方法や行為を記述するもので，心筋梗塞に対するアスピリン投与，敗血症に対する迅速な抗菌薬投与などが例として挙げられます．アウトカム指標は，医療が提供された結果起こる患者の状態を測るもので，死亡率，再入院率などが含まれます．

1. 構造指標

　日本を含め各国では，国や自治体による規制という形で，主に構造指標が最低限の質を保証するものとして用いられてきました．しかし，医療の質の向上が目指すのは，その定義でみられるように「望まれる健康状態を達成」すること，すなわち患者アウトカムの改善です．特に医療インフラが整っている先進国におい

ては，構造指標は医療の質を適切に反映しない（構造指標を改善しても患者アウトカムの改善につながらない）ため，構造指標を医療の質の評価として使うことはお勧めできません．

2. プロセス指標とアウトカム指標

「患者の健康状態」そのものを測るアウトカム指標や，「患者の健康状態」につながる診療行為を測るプロセス指標は，構造指標と比べると医療の質をより適切に反映します．本来的に望ましいのはアウトカムを測定することですが，アウトカム指標にはリスク調整の不完全さ，診療行為と測定の時間軸のずれ，発生頻度，データの信頼性，測定行為自体のアウトカムに対する影響，といった問題点があります．それに加え，実際の改善活動に落とし込んだときに「その活動が実際に改善につながっているかみえにくい（どの患者のアウトカムが改善されたかわからない）」ことが，（現場の改善活動において）アウトカム指標に基づく評価を実施することの大きな欠点です（表1）．

逆にプロセス指標は，医療行為そのものを測定するため，その提供から結果の抽出までの時間差が少なく，結果に基づいて改善活動を行いやすいという利点があります．また，明確な定義を置き，除外条件などが適切に設定されていれば，

表1 アウトカム指標の問題点

1. リスク調整	患者に関して得られる情報の制限や統計モデルの限界から，完全なリスク調整は難しい．リスク調整が不完全なアウトカム指標を設定すると，医療提供者がリスクの高い患者を診ようとしなくなるなどの危険が生じうる．アメリカなどでは信頼性のあるデータが揃い，この問題はかなり解決されてきている．
2. 診療行為と測定の時間軸	悪性腫瘍の生存率は，医療が提供されてから数年経って測定される．すると，そのアウトカム情報は数年前に提供された（およびその後の）医療の質を反映することになり，現状を必ずしも反映しない可能性がある
3. アウトカム発生頻度	新生児死亡率をアウトカム指標として設定すると，どんなに出産数が多い施設においても，新生児が死亡する確率は極めて低いため，統計的に意義のある数字を集めることは難しい．したがって，有用な指標として使えるアウトカムは，頻度が高いものに限られてしまう
4. データの信頼性	保険請求データを用いる場合，その入力が不正確な場合がある（診療コードなど）
5. 測定行為のアウトカムに対する影響	無症状の深部静脈血栓症は，超音波など画像検査を積極的に施行するほど多く検出される傾向がある．よって，深部静脈血栓症の発症率をアウトカムに設定すると，"発症を予防している"施設ではなく，"積極的に検査していない"施設が見た目上はよくなってしまう

192　第3部　予防医学の関連領域

患者状態に基づくばらつきが少なく，リスク調整が問題になることも少ないです．対象となる患者は全員がそのプロセスを経験するため，サンプル数集めも比較的容易（かつ多くの場合コストも比較的低い）です．さらに，現場の質改善活動においては「診療行為」そのものが改善されるため，改善結果が明確に実感できます（実施者のモチベーションにつながる）．したがって，多くの質改善活動において，プロセス指標を設定して評価することが一般的かつ現実的です（念のためですが，医療システムの質を評価する場合は，やはりアウトカム指標を用いるべきです．要は，目的と状況に応じて最適な質の指標は変わりうるということです）．

3. 効果的なプロセス指標の選び方

プロセス指標でも，設定の仕方によって意義の高い指標にすることも，意義の薄い指標にすることもできます．細かい設定手順などは成書を参考にしてもらうとして，プロセス指標を設定する際に絶対に気をつけるべき点だけをここでは挙げておきます．

---

1. 指標は少なければ少ないほうがよい
2. 指標を設定する前に，その有効性を徹底的に吟味すべき
3. 指標は継続的に評価できなければ意味がない（どうやって継続評価するか計画を立てるべき）

最も多くみられるピットフォールは，とにかく（よさそうにみえれば何でも）指標をおくケースです．肝に銘じるべきは，指標の設定は有害になりうるということです．測定や記録に時間やコストがかかることに加え，アウトカムにつながらない指標に労力を割くことはほかの有意義な活動に費やせる時間を減らします（機会損失）．多くの診療行為を測定すること自体がもたらす職員のモチベーション低下も無視できません．最も有効な方策は，「本当に効果的な指標だけ設定する」ことです．

そのためには，指標の有効性の吟味が肝要です．その際の私のお勧めは，The Joint Commission[*1]がAccountability Measure[*2]に適応する4つの基準を用いることです．

A. エビデンス（research）：プロセス指標を患者アウトカムに結びつける明確な証拠であり，多くの場合ランダム化比較試験（RCT）の結果に基づく（この基準を満たすことは最低限必要）

B. 近接性（proximity）：指標で測られるプロセスと患者アウトカムの間にあるステップ（満たすべき条件）の数であり，ステップの数が少ないほど指標とアウトカムは「近接」していると考えられる

C. 正確性（accuracy）：指標が意図されるプロセスの実施を正確に測っているかどうか

D. 副次効果（adverse effects）：指標の測定自体が，患者に何らかの悪影響を及ぼす可能性であり，これが低いほうが望ましい

エビデンスは説明不要かと思いますが，そのほかは少しわかりづらいかと思うので，例を挙げて説明します．

● プロセス指標を吟味する基準

近接性の低い例として，心不全におけるエコーによる心機能評価が挙げられます．心エコーとアウトカム改善の間には，心機能評価→正しい治療方針の決定→正しい診療行為の実施（EFが低ければACE-I/ARB処方など）→適切な指導や外来フォローアップ，といったいくつかのステップがあり，

[*1] 1951年に設立された，医療機関が最低限の医療安全と医療の質にかかわる基準を満たしていることを認証する非営利機構．医療機関が国などから保険償還を受けるためには，正規の団体による認証が必要であり，The Joint Commission はその中でも最大手の団体．

[*2] The Joint Commission が設定する質指標の中でも厳しい基準（エビデンス，近接性，正確性，副次効果）を満たし，医療の質向上において重要視される指標．医療機関は，これらの指標を測定し改善することへのアカウンタビリティ（責任）をもつと位置づけられ，施設認証，公的報告，保険償還基準などへの使用が企図されている．

194　第3部　予防医学の関連領域

それらをすべて満たして初めてアウトカムが改善されます．逆に EF が低い
場合の ACE-I/ARB 処方を指標として設定すれば，近接性は高まります．

　正確性の低い例としては，心不全患者の退院時指導が挙げられます．実際
に Joint Commission は一時これを指標として設定していましたが，カル
テ記載をもって実施のチェックをしていました．これにより，多くの病院で
カルテ記載率を向上するために，心不全入院患者に対して自動的に指導教材
が退院サマリーとともに印刷される仕組みを作りました．しかし，患者自身
は数ページにわたる教材を手渡され，看護師からの口頭での指導を受けるだ
けに終わる，ということが可能であり，エビデンスで示されるところの綿密
な退院指導が「正確」に実施されませんでした．すなわち，指標が診療行為
を正確に測定していなかったわけです．逆に前述の心エコーの例は，指標が
心エコーの実施そのものですから，正確性の面では問題なかったといえます．

　副次効果に関しては，急性心筋梗塞における病院到着時のβ遮断薬の処方
が挙げられます．Joint Commission は当初これに関しても質指標として
いましたが，超急性期のβ遮断薬投与は心原性ショックを増やす可能性があ
り，患者アウトカムに影響を与える懸念から，この指標を削除しました．

　プロセス指標を設定する際には，この 4 つの基準に照らし合わせて吟味すると
よいでしょう．4 つをすべて高いレベルで満たす指標は多くありませんが，少な
くともエビデンスを満たすことは最低条件です．

　最後に，

指標は継続的に測定して改善しない限り，
質の向上（患者アウトカムの改善）につながりません

　すなわち，「どの頻度で」「誰が」「どうやって評価し」「どう改善活動につながる
のか」といった計画立案と実施が必要になります．質評価の最終目標は患者アウ
トカムを改善することだという視点を忘れずにいてください．

14. 医療の質は予防医学とどうかかわるのか…？　　195

本音トーク 4 PDSA や control chart を使って 医療の質を改善する

　医療の質の改善にはいろいろなツールがあり，当然ここで網羅することはできません。それらを学びたい人への私のおすすめは Institute of Healthcare Improvement の IHI Open School を受講することです[1]．基本的な医療の質の改善（quality improvement：QI）ツールはここで学ぶことができます．モジュールあたり 60～90 分×20 モジュールくらいですから，20～30 時間ほど投資すれば QI の基本を学ぶことができます．

　ツールとして最低限知っておくべきは次の 2 つです．

> 1. plan-do-study-act（PDSA），または plan-do-check-act（PDCA，図 1）[2]
> 2. control chart（より単純には run chart，図 2）[3]

1. PDSA
　PDSA は聞いたことがある人も多いかと思いますが，あらゆる QI 活動の根幹をなす概念です．

> 1. Plan では，向上すべき質の課題設定，QI 活動の目的，成果を測定するために使用する質指標，役割分担，検証すべき仮説などを決める
> 2. Do では計画した改善策を試す
> 3. Study でその効果を検証する
> 4. Act では検証結果に基づき，仮説に修正を加えるか，さらに仮説を補強できるような次の PDSA を計画する

そして，PDSA をサイクルとして繰り返し， 徐々に変化を大きくして，問題の解決につなげていきます

196　第 3 部　予防医学の関連領域

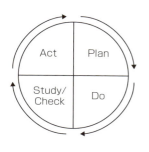
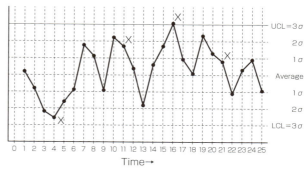

図1 PDSA/PDCA
［文献2）より引用，改変］

図2 control chart の例

［文献3）より引用］

　plan は問題に対する改善案を試す前の準備段階にあたりますが，失敗する QI の多くはこの plan の不足によります．医療の質における課題を発見すること，およびそれに対して効果的かもしれない改善策を考えつくことは比較的容易なのですが，準備が不足していると，それを実行に移すとき，思わぬ障壁や抵抗に見舞われます．また，改善に失敗したとき，何が悪くて失敗したのかの検証がうまくいかず，次の改善策の実施につなげられません．したがって，**PDSA の中では効果的な plan が最も重要**といえます．

　PDSA を回すにあたって重要なのは，

1. 人を巻き込むこと
2. 意思決定できるトップのサポートを得ること
3. 完璧を目指さずにできるだけ早く回転させること
4. 学びを常に次のサイクルに入れ込むこと
5. コミュニケーションを絶やさないこと

です．まず何かを改善したいと思ったら，その課題意識をほかの人と共有することから始めてみてください．その際，最初に多職種を巻き込むことを意識するとよいでしょう．PDSA などの概念は看護や事務の世界には古くから浸透し，日々

の診療の中で実施されています．看護計画策定やクリティカルパス，褥創対策手順書などはその1例です．したがって，改善計画や実施手順の作成などは，医師よりもほかの医療スタッフのほうが経験を積んでいる場合が多く，他職種を巻き込むと，よりプロジェクトが成功する確率が高くなります．

2. Control chart (Run chart)

control chart（run chart）は時系列に沿ってデータを記載して分析するツールですが，耳慣れない人のほうが多いかもしれません．多くの人が統計で学ぶ t 検定では，例えば pre-post で平均を比較するなどしますが，これだと時系列での変化がみえにくく，時系列上でのデータの振れ幅の様子（振れ幅自体は variance や standard deviation で数値化できます）が確認できません．動的状態の中で実行する質改善においては，時系列におけるデータの振る舞いの解釈が重要になるため，control chart での記載と分析が有効です．control chart はほとんどの統計ソフトウェアに入っていますし，統計学の知識がなくても簡単に記載し分析できる点で非常に有用性が高いです．

例えば表2の例をみてみましょう．カテーテルの door-to-balloon time（D2B）のデータを示していると考えてください．ケースは時系列に並んでいるとします．
介入前の平均は130分，介入後の平均は102分．t 検定で $P = 0.03$ と統計学的に有意な差です．介入によって25分ほど D2B を短縮できたと考えてよいでしょうか（N が少ないため正規分布に近似できない，などなど統計学的突っ込みがあるかと思いますが，ここでは単純化するために N を減らしているとご理解ください）？

ではここで，時系列をプロットで表示してみましょう．ここでは最も単純な run chart（データを時系列に並べたチャート）を使います（図3）．

さて，このグラフをみるといかがでしょうか？　pre-post の赤いラインがちょうど真ん中にありますが，全体的なパターンとして大きく時系列上で変わっているようにはみえません．むしろ，pre には大きな山が2つ，post には1つあり，それが平均値の差になって表れているようです．したがって，介入によって何か有意な変化が生じたと結論づけるのは難しいように思います．このグラフをみる

198　第3部　予防医学の関連領域

表2 介入前後のD2Bの推移

期間	介入前（Pre）								
ケース	1	2	3	4	5	6	7	8	9
D2B（分）	91	156	173	156	160	170	105	85	85
期間	介入前（Pre）								
ケース	10	11	12	13	14	15	16	17	18
D2B（分）	104	69	103	86	156	151	144	170	173
期間	介入後（Post）								
ケース	19	20	21	22	23	24	25	26	27
D2B（分）	72	88	80	83	87	68	108	88	84
期間	介入後（Post）								
ケース	28	29	30	31	32	33	34	35	36
D2B（分）	156	166	141	166	136	85	74	76	84

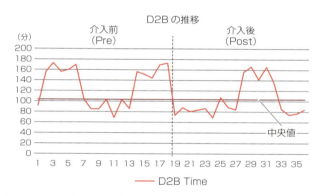

図3 D2B time trend

と，D2Bがかなり短いケースとかなり長いケースが固まっており，交互に出現するパターンがみて取れます．実際の時系列が表示されていないのでさまざまな仮説が立ちますが，例えば日中〜夜，平日〜週末といった要素が反復パターンを生むことがあります．この場合，D2Bが長くなる時期に何が起こっているのか，何が原因なのかを特定し，山をなくすことがQI活動の目標となるでしょう．

control chartは本来であれば，日や週，月ごとの指標（上の場合はD2Bの平

均値など）をプロットしますが，現場での QI 活動は分析作業を単純化できれば
できるほどよいので，D2B など数値で出すことができる指標であれば，上のよ
うにケースごとにプロットするだけでも十分有用です．一方，0 か 1 かでしか表
せない指標（褥瘡の発生率など，%で表されるもの）は 1 つのデータポイントに
つき分子と分母が必要になるので，週ごとや月ごとの発生率などにまとめて時系
列上で表示する必要があります．

● Control chart を解釈するうえで重要なポイント

1）1 つのデータポイントで一喜一憂しない
　control chart 上の変化が統計学的に有意になるためには連続した変化
（5 つ以上のデータポイントが連続で中央値を下回る，など）が必要です．
個々のデータは上下があって当然ですので，「2 カ月連続で前月を下回った」
などはランダムなブレの範囲と捉えられます．

2）外れ値も重要な発見と捉える
　あまりに異常なレベルの上昇や下落（D2B が 300 分のケースなど）は
special cause variation（特異な変化）と捉えられ，プロセスの問題を指
摘するサインです．これは「外れ値」を除外しがちな一般の統計とは異なる
思考プロセスです．一般的にプロセスの改善において，外れ値をなくすこと
（プロセスを安定させること）は，平均値を下げることに先行して実施され
ます．外れ値を生み出す原因は往々にしてプロセスに内在しており，それを
放っておくとプロセスが安定して機能せず改善活動に支障をきたすうえ，改
善しなかった場合にその原因を分析するうえで困難を生じます．逆に，プロ
セス改善ではどうにもできない variation に関しては，層別化や除外するこ
とで対応し，外れ値のないプロセスを同定してから改善活動に進みます（カ
テーテル関連尿路感染症を減らす QI 活動において，長期尿道カテーテル患
者を除外するなど）．したがって，改善活動をする前にベースラインをきち
んと確認し，異常な値がないかを確認することが重要です．

本音トーク 5 医療の質の向上を成功に導く「武器」をもとう

　医療の質の向上を考えるときは，システムレベルと現場レベルに分けるとよいと思います．システムレベルでの質向上は各国が最適解を必死に模索中ですが，現在のところ単一解はみつかっていません（医療システムは地域や文化に強く依存するので，単一解をみつけるのが正解とも思えませんが）．システムレベルでの介入方法としては，公衆衛生施策，診療報酬設計，病院や医師の地域配置，規制の実施など，さまざまなものがありますが，あまりに幅が広すぎるので，ここでは対象としません．

　それでは現場での質向上はどうやればよいのでしょうか…？　まずはありきたりですが，武器（知識，ツール）を身につけてください．IHI Open School[1] は非常によいスタートです．もし身の回りにすでにそれらを身につけている人がいるのであれば，ぜひ仲間にしておきましょう．

　それとステップは前後しますが，そもそも「医療の質を向上したい」と思っているのであれば，何らかの課題意識があるはずです．その課題を明確にしておくことが重要です．「何を達成したいのか」「それはなぜなのか」考える必要があります．仲間を増やすためにも，説得力のあるストーリーを **10 秒**で伝えられるようにしておく（elevator pitch といいます）ことが大事です．取り組む課題を選ぶうえで重要と考えられるのは次の点です．

---

1. **インパクト**：改善によって，患者，地域，病院などにどれくらい大きなインパクト・影響を与えるのか？
2. **実現可能性**：自らの影響範囲を大きく超える課題ではないか？　改善プロジェクトに必要なコストは大掛かりではないか？
3. **測定可能性**：効率的に収集でき，信頼性のあるデータが集められる指標は存在するか？
4. **価値整合性**：自分が熱意をもっているトピックか？　ほかの人はこの熱意を共有してくれるか？

---

14. 医療の質は予防医学とどうかかわるのか…？　　201

いくつかの課題が候補としてあるのであれば，これらに照らし合わせ，比較してみるとよいでしょう．すべての基準を完璧に満たす課題は存在しないかもしれませんが，QI活動を始める際は，実現可能性と価値整合性に重きを置くのがよいと個人的には思っています．というのも，QIにはかなり労力がかかるうえ，既存の価値観や行動の見直しを要請するため，成功するには予想を超える数の障壁を乗り越える必要があるからです．そして，最初に成功体験を作ることが，次の活動へのはずみをつけるからです．

現場レベルで変化を起こしていくためには，まず手の届く範囲で成功体験を積むことを短期的な目標とするといいでしょう．小さなことでも構わないので，多くの人が「改善したい」と思っていることを選び，短期間で結果を出します．成功体験が生まれると，改善活動そのものへの賛同を得やすくなります．活動の過程でデータが集まり，さらなる問題点が抽出され，それを参考に次の改善につなげることができます．成功事例はその手法とともに他科，他施設，他地域に拡大，応用していくことが可能になり，よりインパクトの大きい課題に取り組む契機が生まれます．

● Peter Pronovost の中心静脈カテーテル関連感染予防への取り組み

具体的なQIの成功事例として，Peter Pronovost[4)5)]の中心静脈カテーテル関連感染予防への取り組みが挙げられます．ジョンズホプキンス大学の集中治療医であるPronovost医師は，手技前の手洗い，full-barrier precaution（マスク，ガウン，帽子，滅菌手袋，全身ドレープ），クロルヘキシジンによる刺入部消毒，大腿静脈ラインの回避，カテーテルの早期抜去という，エビデンスに基づく感染予防策をチェックリストなどを用いて徹底し，中心静脈カテーテル関連感染症を約3分の1に減らすことに成功しました．

その取り組みは100以上の病院を巻き込むプロジェクトに発展し，プロジェクト開始後3年以上経過してもその効果は低減しませんでした．それほどのインパクトをもたらした取り組みも，最初はジョンズホプキンス大学の集中治療室での一施設のQI活動から出発しています．

202　第3部　予防医学の関連領域

取り組むべき課題が決まったら，具体的な目標を立てていきます．「何を」「いつまでに」「どの程度」改善したいのかを明確にしてください．例えば「カテーテル関連尿路感染症を減らす」ではなく，「（長期尿路カテーテル留置患者を除いた）入院患者におけるカテーテル関連尿路感染症を 6 カ月以内に 30％改善する」などと設定します．そして，同僚医師だけでなく看護師，事務職員などのスタッフに意見を聞いてみてください．病院であれクリニックであれ，すべての医療行為はさまざまな職種がそのケアの質の一端を担っています．多職種を巻き込んで取り組むことは，QI 活動成功のために必須の条件であるといってもよいでしょう．

　Pronovost 医師も，プロジェクトの成功要因の 1 つに，看護師が主体的な役割を担ったことを挙げています．彼の施設では，（緊急時を除き）医師が中心静脈カテーテルの手順を守らなかった際に，補助の看護師が穿刺手技を中止させ，一からやり直させることが当たり前になっているそうです．医師もそれを当然のことと認識し，「質の高い医療を提供する」ためのパートナーとして，看護師の役割を尊重しています．このように，多職種が一丸となって共通の目標に進むことが，QI 活動の成功率を大幅に上げるのです．

　大枠の型を知り，ツールをもち，課題を明確に設定し，賛同者や仲間を効果的に集めることができれば，あとは現場での議論を通じて PDSA を回していくことになります．ここに「定型」はありません．

　日本の医療の質は，残念ながら高いとはいえないと私は考えています．死亡率のばらつきや施設・医師あたりの手技数の少なさなど傍証はいくつもありますが，それ以上に「日本の医療の質は低いのではないか？」という問いが真剣に検証されていないことが重大な要因と考えています．日本では「国民はあまねく均質の医療を受けている」ことが前提として真とされ，**医療の質にばらつきがあること自体がアジェンダとして設定されない傾向があります**．結果として，医療の質を真に検証する研究や評価が十分に実施されていません．他国の現状をみても，**医療の質の問題を抱えていない国は存在しないことは自明**であり，臨床医からすれば，国内の実情をみるにつけ日本の医療の質に大きな改善余地があることは明らかではないでしょうか．

14. 医療の質は予防医学とどうかかわるのか…？　　203

アメリカでは，継続的に QI にかかわることがすべての医師の生涯教育の一環として実施されています．日本においても，医療の質向上が近いうちに主要命題になることは間違いありません．多くの医師にとって，今後 QI の知識と実践が必須になるだろうと私は予想しています．

（反田篤志）

あめいろぐ Conference

1. 医療の質は，一次予防から三次予防までかかわる予防医学の重要領域
2. 質の高い医療とは，個人と集団の両方の利益を考える
3. 医療の質の評価では，厳選された指標を継続的に測定すべし
4. PDSA や control chart を使って医療の質を改善する
5. 医療の質の向上を成功に導く「武器」をもとう

あめいろぐ 関連ブログはこちら

1. 米国の医師も燃え尽きる？
（http://ameilog.com/atsushisorita/2017/05/01/120039）

2. 発展する遠隔診療　効率良く資源活用－内側から見た米国医療 24
（http://ameilog.com/atsushisorita/2016/02/20/021823）

3. 高価なロボット手術　患者には利益なし？－内側から見た米国医療 20
（http://ameilog.com/atsushisorita/2015/11/03/025613）

4. Preventive Medicine Residency 1
（http://ameilog.com/yukiaoyagi/2012/04/23/154418）

5. Preventive Medicine Residency 2
（http://ameilog.com/yukiaoyagi/2012/04/30/131111）

●文献

1) Institute of Healthcare Improvement Open School（http://www.ihi.org/education/ihiopenschool/Pages/default.aspx）
2) Institute for healthcare improvement：Resources：How to improve（http://www.ihi.org/resources/Pages/HowtoImprove/default.aspx）
3) American Society for Quality：quality resources/learn about quality/data collection analysis tools/control 、

204　　第 3 部　予防医学の関連領域

chart（http://asq.org/learn-about-quality/data-collection-analysis-tools/overview/control-chart.html）

4）Pronovost P, Needham D, Berenholtz S, et al. An Intervention to Decrease Catheter-Related Bloodstream Infections in the ICU. N Engl J Med 2006；355：2725-32.

5）Pronovost PJ, Goeschel CA, Colantuoni E, et al. Sustaining reductions in catheter related bloodstream infections in Michigan intensive care units：observational study. BMJ 2010；340：c309.

6）Bradley EH, Roumanis SA, Radford MJ, et al. Achieving Door-to-Balloon Times That Meet Quality Guidelines：How do successful hospitals do it? J Am Coll Cardiol 2005；46：1236-41.

7）Institute of Medicine. Crossing the Quality Chasm：A New Health System for the 21st Century［Internet］.（http://www.nap.edu/catalog.php?record_id=10027）

8）Facts about accountability measures［Internet］.［cited 2015 Jan 18］（http://www.jointcommission.org/facts_about_accountability_measures/）

9）van den Berghe G, Wouters P, Weekers F, et al. Intensive insulin therapy in critically ill patients. N Engl J Med 2001；345：1359-67.

10）Niven DJ, Rubenfeld GD, Kramer AA, et al. Effect of published scientific evidence on glycemic control in adult intensive care units. JAMA Intern Med 2015；175：801-9.

11）Bellomo R, Egi M. Glycemic control in the intensive care unit：why we should wait for NICE-SUGAR. Mayo Clin Proc 2005；80：1546-8.

12）Finfer S, Chittock DR, Su SY-S, et al. Intensive versus conventional glucose control in critically ill patients. N Engl J Med 2009；360：1283-97.

13）Sorita A, Raslau D, Murad MH, et al. Teaching quality improvement in occupational medicine：improving the efficiency of medical evaluation for commercial drivers. J Occup Environ Med 2015；57：453-8.

15. 予防医学を学ぶことの意義と，その学び方

Curiosity is one of the most permanent and certain characteristics of a vigorous intellect.

——*Samuel Johnson*（1709〜1784年）

好奇心は，活力ある知性に恒久的かつ確実に備わる特性の1つである．

　本書を手に取った方は，少なからず予防医学に興味をもっておられると推察します．ですので，何らかの理由で予防医学の重要性を認識されている方が多いのではないでしょうか．国や都道府県の方針で，「予防医療の推進」というフレーズが目につくようになり，その重要性に対する社会的認知度は向上しているように思えます．ここでは簡単に，「なぜ予防医学が重要性を増しているのか…？」「予防医学を学ぶことがなぜ大事でどのようなメリットがあるのか」，そして「実際に予防医学を学ぶにはどうしたらいいのか…？」を述べたいと思います．

本音トーク1 健康寿命と資源配分の重要性ゆえに今，予防医学が必要とされている

　大きな社会的構造の変化（＝高齢化と人口減少）が，日本における予防医学の重要性を押し上げています．高齢化にともない，単に「より長く生きる」だけではなく，「より長く健康に生きる」という健康寿命の概念が重要性を増してきています．人口減少により働き手が減少し，安定的な経済成長が見通せない中で，限りある経済資源，医療資源を効果的に配分する必要性に迫られています．

　1章のように，予防医療を推進するだけで医療費削減が実現できるわけではありません．しかし予防医学には，従来の臨床医学とは異なる，時代のニーズと合致する2つの視点があります．

206　第3部　予防医学の関連領域

1. 集団の健康寿命や **QALY (quality-adjusted life year)**[*1] を最大化する
   ことに価値を置く
2. 資源の配分を重視し，より効率的な予防的介入や医療の提供を善とする

1に関しては，そもそも集団の健康状態を増進するという視点が予防医学の定義の一部（1 章参照）です．特に個人ではなく集団を対象にしているところが，社会や地域全体で医療提供のあり方を考えなければならない時代の要請に合致するものとして，従来の臨床医学と趣を異にします．

2に関して説明を加えれば，予防医学において，介入の選択は常に**機会費用 (opportunity cost)** とのトレードオフと考え，どうしたら最も効用の高い介入を実施できるか考えます．すなわち，ある選択をした場合，「その選択をしなかったなら実現できたであろう何か」が失われたと解釈し（経済学では一般的な概念です），どちらの選択肢のほうが（時間や費用，価値の面から）よりよいかを常に判断することを生業とします．

● 10 分の診察時間の使い方

例えば，このような患者が 10 分枠の外来に来ると仮定します．

75 歳男性，やや肥満，喫煙者で高血圧の既往をもち，慢性腰痛が少し悪くなったため外来を訪れました．10 分のうち 7 分は主訴である持病の腰痛について話し，残り 3 分はコントロール良好の高血圧について話したとします．

さて，このとき 10 分の外来時間の使い方は効果的だったでしょうか？高血圧について話した 3 分を禁煙指導に使っていたとしたら，どうだったでしょう？　もしくは，食生活について話しておけたら？　はたまた，肺炎

[*1] **生活の質（quality of life：QOL）**で重みづけした生存期間を表す．健康で生きる 1 年を 1 とし，何らかの障害をもって生きる 1 年を障害の度合いに応じて 0～1 の間で評価（0.5 など）して生存期間を評価する．生存期間と生活の質の両方を同時に評価できる指標として有用．

15．予防医学を学ぶことの意義と，その学び方　　207

球菌ワクチンについて話せたとしたら…？

　ここで使われた 10 分間は，患者と医師の限りある貴重な時間でした．したがって，ある行動 A を選択した時点で「その時間でできたほかの行動 B をしない」という選択をしたことになります．すなわち，**10 分の時間がもし無駄に使われたとしたら，それはゼロの価値を生み出したのではなく，ほかの活動で生み出されたであろう価値を失ったことと同義なのです**．

　機会損失の概念は，臨床業務のみならず，意思決定がかかわるすべての場面に当てはめることができます．この考え方は図らずも，今の時代が要請する医療のあり方と合致しています．さらに，実際に政策的決定や臨床的介入に落とし込むときには，6 章の費用対効果の計算も活用しながら議論を進めていくことになります．

　これらから，予防医学の重要性が増しているのは，時代が必要とする医療のあり方の変化（＝より価値の高い医療の提供への要請の高まり）に起因するといえます．今後 20〜30 年，高齢化や人口減少というトレンドが加速していくことを考えると，予防医学の重要性はさらに増していくことになるでしょう．

本音トーク2　本当の意味で人々を健康にするために，予防医学を習得すべし

　時代の要請を受けて，医師 1 人ひとりが果たすべき役割にも変化が求められています．かかりつけ医，地域医療構想，地域包括ケアといった，2025 年問題に向けて推進される施策の方向性からは，医師が継続可能な医療システムを形作るうえでより大きな責任を担うことが示唆されます．その流れの中では，医師は患者に寄り添い続けながらも，社会や地域に対して説明可能な医療の実践がより強く求められるようになるでしょう．

208　第3部　予防医学の関連領域

これは，プライマリケアを担う医師だけの問題ではありません．むしろ，臓器や疾患特異的，もしくは侵襲的手技や手術を担うスペシャリストの方が，これまでそういった役割を担うことを期待されていなかったという意味で，期待される役割の変化による影響は大きいかもしれません．

専門的な検査，手技，手術すべての意思決定において，寿命の延長という単一の尺度ではなく，患者の価値基準やQOLへの配慮がより強く求められるようになります．高齢の患者では医学的介入，特に侵襲的手技によるリスクが高まるため，合併症をどのように予防するべきか，科目横断的な知識とその適応が日々の診療で求められるようになります．外来フォローアップにおいて，2回めの手技や手術が必要にならないようにどう予防的介入を行うかなど，より体系的な知識の取得が求められるようになります．

人々が健康に生きることを命題としたとき，医学的介入による影響は，人々の行動様式や社会的状況が及ぼす影響よりもずっと小さいと考えられています（図1）．すなわち，どんなに良質の医療を提供しようと，本当の意味で人々を健康にするためには，行動様式や社会的状況への介入（＝「予防医学的介入における重点領域」）が必須になります．すべての医師にとって，予防医学的知識を習得する必然性が今後生まれてくることは間違いありません．

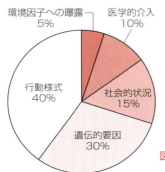

図1　健康の決定要因と早期死への貢献
文献11）より引用

15．予防医学を学ぶことの意義と，その学び方　　209

本音トーク 3 予防医学は，日々の診療に「新たな視点」を与えてくれる

では，医療従事者，特に医者にとって，予防医学を学ぶことでどのようなメリットがあるのでしょうか．

少なくとも私にとっては，予防医学を学んだ最大の収穫は，日々の診療に新たな視点を与えてくれたことでした．それによって，自分が提供する医療の質は確実に向上したと実感しています．

1. 1つめの視点

行動科学を学んだことにより，

何が患者の健康に向けた行動を阻害しているのか…？

を真摯に考えるようになったことです．それを学ぶ以前は「コンプライアンス不良の患者だからどうしようもない」と，相手を理解する前から諦めてしまうことがしばしばありました．何か社会背景に問題がありそうでも「時間がないからそんなこと聞いている暇がない」と自分中心な医療を提供していたと思います．1章，本音トーク4で述べた通り，患者自身が望んでいる行動（薬をきちんと飲むなど）を阻害する要因は，えてして環境や社会構造にあることが多く，患者の健康を改善するにはそれを取り除く努力が必須です．

● 患者の健康を「患者と一緒に考える」

私がミネソタ州で無保険者を対象にしたクリニックで働いていたときのことです．

糖尿病をもった「コンプライアンス不良」の30歳代女性は，ここ最近は常にHbA1cが10%を超えていました．

210　第3部　予防医学の関連領域

話を聞くと，チェーンの飲食店で働いており，収入は最低限．さらに未婚で娘が祖父母とともにメキシコにおり，定職をもたない彼らに送金していました．日々の生活に希望がもてず，自暴自棄になりジャンクフードばかり食べているとのことでした．周りに家族はおらず，友だちとつながれるのは安いバーでお酒を飲んでいるときだけ…．

同じような環境に置かれたとしたら，私も血糖値をコントロールできる自信はありません．経済・社会的状況のすべてが彼女の治療を阻害する中で，臨床医にできることは確かに少ないかもしれませんが，それを探す努力を怠ってはいけません．私は「娘への送金を続けるためには彼女が健康である必要があること」を伝え，「以前は HbA1c が 8％まで下がっていた時期には，何がうまくできていたのか」を一緒に考え，より薬を買いやすくするように「1 カ月分で 9 ドルするメトフォルミン 1,000 mg」の代わりに，「1 カ月 4 ドルで済む 850 mg」を処方しました．

2．2 つめの視点

自らの意思決定において，

患者への経済的影響

を強く考慮するようになったことです．経済的評価も含めて医療の効果を判断する予防医学では当然の視点なのですが，日本の医学教育や臨床医学においては，必ずしも一般的な考え方ではないでしょう．事実，日本で研修をしていたときは，自分の処方によって患者の自己負担がいくらになるかについては，あまり考える必要はないと思っていました．これは日本において，特に高齢者の自己負担率が低く抑えられているという事実にも影響されていますが，それに加えて「常に最も効果が高く，エビデンスのある医療を提供すべき」という考えが私の中で支配的であったためです．私の中で最良の医療とは「最も効果が高い」医療であり，「最も費用対効果が高い」医療ではなかったのです．

ところが，「最も効果が高い」医療は，患者にとってはしばしば効果が高くないことを知りました．なぜならば，効果の高い薬を処方しても，患者は処方箋を

薬局にもっていかないかもしれず，薬をもらったとしても飲まないかもしれないからです．事実，処方薬をきちんと患者が飲む確率は驚くほどに低く，高血圧において，80％以上の服薬コンプライアンスがある人は半分もいません．そして，薬の値段はコンプライアンスに強く影響します．入院診療においても，よかれと思って患者の薬を変更したとしても，退院後にそれを続けて飲んでくれるとはかぎりません．リピトール80 mgでもLDLが下がりきらない心疾患のある患者にクレストールを処方したところ，「高すぎて買えませんでした」と率直にいわれたこともありました．

　これらは，必ずしも予防医学を学ばなくても得られる気づきです．しかし，予防医学を学ぶことで得たのは，「なぜ多少の金額の多寡が患者の行動に大きく影響を与えるのか…？」を理解することによる納得と，それから生じる患者への対応の違いです．例えば，（携帯電話に月1万円以上使っているのに）月2,000円の処方薬を節約して，将来に起こる心筋梗塞や脳梗塞のリスクを上げてしまうのは，長期的視野に立つとまったく理に適わないように思えます．しかし，行動経済学の視点に立つと，この行動も理に適っていると理解できます．これはすべての行動に当てはまることですが，**人は将来起こることをかなり大きく「値引き」します．**例えば，今1万円をもらうか，6カ月後に1万円をもらうかどちらを選ぶとしたら，ほとんどすべての人は今もらうことを選ぶでしょう．では，今1万円もらうか，6カ月後に2万円もらうかを選ぶとしたら，どうでしょうか？　純粋な経済学的には後者のほうが得のはずですが，実際，かなりの割合で前者を選びます．前者を選ぶ人は「6カ月後何が起こるかわからない」「今幸せを感じるほうがずっと大事」「今の1万円のほうが効用が高い」など，自らの行動を正当化します．ここで重要なのは，その選択が本人にとっては「理に適っている」ことです．

　薬の出費は今のできごとです．一方，例えば高血圧などでは，薬を飲むことで得られる健康利得は早くても数年先です．しかも「薬を飲んだことによって回避できた病気」は目にみえず認識もしづらいですから，どんなにリスクが高かろうと，今の2,000円を払いたくなくなるのも当然です．この理路を理解すると，患者への対応が変わってきます．

> 1. とにかく値段の安い薬を処方すること
> 2. 薬が高いと思っていないか率直に患者に聞くこと
> 3. 薬の値段以外で取り除ける障害がないか考えること

　まず，とにかく値段の安い薬を処方すること．同じ効果なら当然安いものを選びますし，多少効果が劣っても明らかに安い薬があればそちらを選択することが，結局は患者のためになりえます．

　そして，薬が高いと思っていないか率直に患者に聞くことです．「お薬は飲めていますか？」と患者に聞いても，ほとんどの人は「はい，飲めています」と答えるに決まっていますから，「お薬を飲み忘れることはありますか？」とまずは聞いてみます．「いつもしっかりと飲んでいますよ！」と自信満々にいう場合を除き，「値段が高いと思うお薬はありますか？」と聞いてみます．こちらは安い薬を処方していると思っても，意外と値段が高かったり，その患者にとっては高かったりするものです．

　最後に，薬の値段以外で取り除ける障害がないか考えを巡らせることです．例えば，クリニックに頻繁に来るのが大変であれば処方を長くして再診回数を減らす，飲み薬の数が多ければ数自体を減らす，飲む頻度が減る薬に変更する，などです．人の行動は複数の因子の相互作用によって規定されていますから，経済的要因に影響を与えられないのであれば，ほかの阻害因子を減らす（もしくは促進因子を増やす），というのが基本戦略です．

3．3つめの新たな視点

　自らの診療だけではなく，

システムに介入することで「どうしたら自分を含めた周囲の診療を変えていけるか」

を常に考えるようになったことです．もともとそういう視点が好きだった私は，予防医学を学ぶ前からそのようなアプローチに興味をもっていました．しか

し，それを実現するための知識やスキルに欠けていたため，自己流で試行錯誤を繰り返していました．予防医学を学ぶことにより，データの評価・分析の仕方，結果のコミュニケーションの仕方，アプローチの立案手法，実行計画の立て方，実際の現場への落とし込み，といった基本スキルを身につけることができました．

本音トーク 4 予防医学を学ぶと，キャリアの可能性が広がる

　予防医学を学ぶことの大きなメリットに，新たなキャリアの可能性があると考えます．予防医学では公衆衛生学を中心に学びますが，日本では従来，臨床医学と公衆衛生学の間に隔たりがありました．今は変わっているかもしれませんが，私が医学部で学んだ公衆衛生学は環境衛生，保健行政，記述統計・疫学に偏っており，暗記科目という印象しかもちませんでした．臨床医は臨床医学を，公衆衛生医（多くは厚生労働官や研究者）は公衆衛生学を，という分断があるように感じます．

　しかし， 本音トーク 1 にあったように，予防医学・公衆衛生学の視点から医療を考えられる人材へのニーズが高まっています．また，**公衆衛生学修士 (MPH，Master of Public Health)** を取得され，臨床研究などの分野で活躍されている先生方のおかげで，公衆衛生学が臨床医にとっても価値があるという認識が高まっています．京都大学，九州大学，東京大学をはじめ，日本でも公衆衛生大学院の設置が進んでいます．これらから公衆衛生学，それを包括する予防医学を学ぶことは，今後の医療界で活躍するうえでプラスに働く可能性が高いといえるでしょう．予防医学を学んだ医師は，臨床医学と公衆衛生をつなげる人材として，医療のあるべき姿を追い求めながら臨床に従事する，もしくは臨床を深く理解しながら医療のあるべき姿を実現していく役目を果たすことが求められるでしょう．

　実際のところ， 専門的に予防医学を修了した日本人医師は私が知っている限り

まだ数人しかおらず，確立されたキャリアパスがあるわけではありません．しかし例えば，アメリカでは予防医学を修了した医師のキャリアパスは広く，WHOなどの国際機関，アメリカ食品医薬品局（FDA）やアメリカ疾病管理予防センター（Centers for Disease Control and Prevention：CDC）などの国の機関，州や郡の保健衛生局，病院，保険会社，製薬会社，研究機関，NPO法人など多岐にわたります．

今後日本でも大学のみならず，医療機関や国の機関などで，予防医学を修めた医師が活躍できる幅が広がっていくと，個人的には考えています．私が想像するに，日本では今後以下のようなキャリアパスが新たに出現するのではないでしょうか．

1. **都道府県や政令指定都市の医療政策官**：医療政策の策定に関して都道府県の役割が大きくなるに従い，医療政策を専門的に担いつつ，医療現場に影響を及ぼせる人材が必要となる
2. **病院のシステム改善を担当する医師**：アメリカにおける Chief Quality Officer や Chief Safety Officer，Chief Technology Officer に相当し，病院が提供する医療の質や安全，そのほかシステム全般に責任をもつ管理職
3. **臨床研究の実施や管理を担う総合診療医・教育者**：今後，特に health services research[*2] といった，より現実社会で適応性の高い臨床試験を実施できるスキルをもち，従来の科を横断する形で，幅広い観点から医療の問題に取り組める人材が求められる

従来と一風違ったキャリアを目指したいと思う医師は，予防医学を学ぶことでエッジの効いた専門性を形作ることができます．予防医学がどうキャリアの選択肢を広げるかは自分次第だと思いますが，新たな道を切り開くための一助となることは間違いないでしょう．

[*2] 現実社会の中でどのようにすれば人々が質の高い医療を受けることができ，望ましい健康状態を達成することができるかを明らかにする研究分野．

本音トーク 5 自分に合った勉強の仕方で，日々の診療に生かすべし

それでは，実際に予防医学を体系的に学びたいと考える医師は，どうすればよいのでしょうか．大まかに分けて，以下の4つの方法が考えられると思います．

---

1. アメリカで**予防医学（preventive medicine）**研修プログラムに入る
2. MPH（Master of Public Health）を取得する
3. 予防医学専門医試験用の教材を使う
4. 予防医学でカバーする範囲を自習する

---

1. アメリカで予防医学研修プログラムに入る

アメリカで予防医学研修プログラムに入るには，主に2つの経路があります．1年のインターンシップ後に応募できるレジデンシー，もしくはプライマリ領域（内科や家庭医学など）でレジデンシーを修了してから応募できるフェローシップです．どちらも2年間のプログラムですが，全米で70ほどあるプログラムのほとんどは前者で，後者はメイヨーを含めごくわずかです．プログラムにはMPHの取得が含まれていることが多く，修了すれば予防医学専門医試験を受けることができます．

これは最も確実に予防医学を体系的に学べる方法ですが，現実的には難しいことが多いでしょう．これを実現するにはUSMLEのすべてのステップをパスし，ECFMG Certificateを取得する必要があります．勉強に費やす時間および（給料の安い）研修期間，渡航にともなう困難など，障壁は多いです．ただし，予防医学はアメリカでは人気のある専門ではなく（主な理由は，ほかの専門科に比べ生涯賃金の期待値が低いからです），USMLEで必要な点数の閾値は比較的低いため，USMLEの勉強を厭わない人にとっては，検討の余地があるといえるでしょう．例えば，アメリカの臨床留学を目指して勉強しているがUSMLEの点数が思ったよりも上がらなかった人など，アメリカへの入り口として予防医学を学ぶ

216　第3部　予防医学の関連領域

という手もありうるかもしれません.

2. MPH を取得する

　生物統計や疫学，行動科学，マネジメントなど，予防医学で必要となる基本知識の多くは MPH で学ぶことが可能です．MPH をアメリカで取得する日本人医師は多く，質のよいプログラムが揃っているため，安定的な学びを期待できます．アメリカでの MPH にネックがあるとすれば，その高い学費でしょう．トップのプログラムとなると 4 万～5 万ドルかかるため，かなりの投資を必要とします．ほかの選択肢として，欧州や日本での MPH を取得するという手もありますが，それぞれにどういう違いやメリットがあるかなど，経験がないため具体的にはコメントができません.

　ただし，この方法では，医療現場でどのように予防医学的知識を適応するかという知見の取得がやや不足するかもしれません．（Johns Hopkins など医師が多い大学院は違うかもしれませんが）MPH は政策や研究の観点から授業が展開することも多く，日々の意思決定に予防医学的観点を組み込んでいくためには，本人の継続的な意識と実践が必要となるでしょう.

3. 予防医学専門医試験用の教材を使う

　予防医学がカバーする知識の取得に設問形式の教材を使う手法が，医師の生涯教育という観点では最も適用しやすいかもしれません．予防医学で何を学ぶのか最も網羅的に理解できるのが，予防医学専門医試験用の教材です．一般内科などと違い種類が少ないのが残念ですが，以下の 3 つの教材が使われることが多いです.

1. Mayo Clinic Preventive Medicine and Public Health Board Review
2. Jekel's Epidemiology, Biostatistics, Preventive Medicine, and Public Health
3. Preventive Medicine & Public Health：PreTest Self-Assessment and Review

15. 予防医学を学ぶことの意義と，その学び方　217

しかしながら，どうしても「設問にしやすい」知識が問われることが多いため，数値化しにくい知識の習得にはあまり向いていません．例えば，生物統計や疫学はこれらと成書を併用することでかなり自主学習が可能だと思いますが，行動科学，予防的介入の立案設計，マネジメント，医療の質の改善といった領域は，なかなか設問形式では身になる知識は得にくいと思います．

4．予防医学でカバーする範囲を自習する

1つのやり方として，本書を読んで予防医学がカバーする領域を理解し，自らに最も関連性の高い部分や興味深い部分を自習する，という方法があります．体系的な知識の習得という意味では前の選択肢に比べて劣りますが，日々の診療で忙しい医師には最も妥当性の高い手法でしょう．臨床医学を超えて予防医学がカバーする領域のうち，すべての医師が学ぶことに意義があると考えられるものは以下の7つです．

1. 生物統計学
2. 疫学
3. 行動科学
4. 行動経済学
5. 医療経済学
6. マネジメント
7. 医療の質の改善

これらのうち，生物統計学と疫学は予防医学の基礎となります．エビデンスの解釈・判断，検査や医学的介入による結果の解釈，診断や臨床判断など，日々の臨床において大きな影響をもちますので，できればある程度体系的に説明されている教科書を使用してもらったほうがよいでしょう．行動科学，行動経済学は，医師として患者の行動にどう影響を与えていけるか，効果的に影響を与えるにはどうしたらよいかを教えてくれます．医療経済学，マネジメント，医療の質の改善は，医療システムへの影響の評価やシステムへの介入に興味がある方に必須の知識となるでしょう．

現代医学の中で古典的な領域でないことから，勉強の仕方にも確たる手法がないのは確かであり，それが予防医学の弱点であることも否めません．読者の方々には，本書を読んだうえで自らに最も合う勉強手法と，日々の実務への適用の仕方をみつけてもらえればと思います．

（反田篤志）

あめいろぐ Conference

1. 高齢化と人口減少に後押しされ，今，予防医学が必要とされている
2. 本当の意味で人々を健康にするために，予防医学を習得すべし
3. 予防医学は，日々の診療に「新たな視点」を与えてくれる
4. 新たなキャリアの可能性につながる予防医学
5. 自分に合った勉強方法で，予防医学を日々の診療に生かすべし

あめいろぐ 関連ブログはこちら

1. 臨床現場の視点を学ばせる米国の予防医学プログラム
　（http://ameilog.com/atsushisorita/2013/12/01/141607）

2. なぜ日本で公衆衛生学が流行らないのか
　（http://ameilog.com/atsushisorita/2014/03/09/155547）

3. 医学教育の日米比較　日本医師の強み・弱み―米国で医療従事者になってみた（18）
　（http://ameilog.com/atsushisorita/2013/11/07/174227）

●文献

1) McGinnis J FW. Actual causes of death in the united states. JAMA 1993；270：2207-12.
2) Mokdad AH, Marks JS, Stroup DF, et al. Actual causes of death in the United States, 2000. JAMA 2004；291：1238-45.
3) Schroeder SA. We can do better — Improving the health of the American people. N Engl J Med 2007；357：1221-8.
4) Chobanian AV. Impact of nonadherence to antihypertensive therapy. Circulation 2009；120：1558-60.
5) Osterberg L, Blaschke T. Adherence to medication. N Engl J Med 2005；353：487-97.
6) McGonigal K. The willpower instinct：How self-control works, why it matters, and what you can do to get more of it. Reprint edition. New York：Avery；2013.
7) Sorita A, Raslau D, Murad MH, et al. Teaching quality improvement in occupational medicine：improving the efficiency of medical evaluation for commercial drivers. J Occup Environ Med 2015；57：453-8.

15.　予防医学を学ぶことの意義と，その学び方　　219

8) Katz DL, Wild D, Elmore JG, et al. Jekel's epidemiology, biostatistics, preventive medicine, and public health：With STUDENT CONSULT Online Access, 4th ed. Philadelphia, London：Saunders；2013.

9) Ratelle S. Preventive medicine & public health：Pretest self-assessment and review. 9th ed. New York：McGraw-Hill Medical；2000.

10) Varkey P. Mayo Clinic Preventive Medicine and Public Health Board review. 1st ed. Rochester：Oxford University Press；2010.

11) Schroeder SA. Shattuck Lecture. We can do better—impraing the health of the American people. N Engl J Med 2007；357：1221-8.

あとがき

　高齢化と医療費の増加が深刻化する現在，予防医学が提供する視点や考え方が日本の医療現場で日々，重要性を増しています．限りある医療資源をどのように効率的に分配し，最大のアウトカムを得るか．目の前にいる患者さんだけでなく，人口全体の健康や疾病改善に貢献するうえで，予防医学がいかにインパクトをもちうるか，本書を通して読者の皆さんにもご理解いただけたのではないかと思います．

　日本には国際的に認知される専門医資格を有する予防医学の専門家はまだ少なく，こうした人材の育成が急務ですが，本書がより多くの方々に予防医学への興味をもっていただくきっかけになれば非常に幸いです．

　本書の編集・出版に際し，多大なサポートをいただいた堀内志保さん，程田靖弘さんをはじめ，丸善出版の皆さんにこの場を借りて心より感謝いたします．

2017 年 11 月吉日

共著　青柳　有紀

索 引

●あ行

アウトカム指標 192
アウトプット 150
アスピリン
　116, 117, 118, 119, 121, 162
アセチルコリンエステラーゼ阻害薬
　（AChEI） 133
アップアンドゴーテスト 123
アプリ 43, 150
アメリカ予防医学専門委員会（USPSTF）
　37, 71, 77, 116, 124, 157
アルコール 15, 20, 136
アルコール依存 137
アルコール誤用 136, 138
アルコール使用障害 137
アルゴリズム 144, 145
アルツハイマー型認知症 133
安全性 9, 10, 190

意思決定 12
依存物質 48
一次予防 187
一般外来 144, 152
一般健診 5
医療関連感染（HAI） 106
医療経済学 218
医療の質 187, 189, 196, 201
　──の改善（QI） 107, 196, 218
　──の評価 191
医療費 3
医療費削減 3, 4

医療費負担 48
陰性的中率 69
陰性尤度比 66
インセンティブ構造 43
インパクト 201
インフルエンザ 155
インフルエンザワクチン 101

ウェイクフィールド事件 95
ウォーキング 30
うつ病 135
うつ病スクリーニング 134
運転 154
運動習慣 30
運動量 31
運動療法 30

疫学 218
エビデンス 5, 71, 76, 125, 126, 194
塩分 15, 19

おたふくかぜ 98

●か行

ガーダシル® 102
介入 126, 152, 213
外来 37, 39
隔離予防策 110
可視化 22, 24, 27
過剰診断バイアス 82
家族歴 147
過体重 38

価値整合性 ································ 201
カットオフ値 ························ 63, 64
カテーテル関連尿路感染症（CAUTI）
·· 108
カルシウム製剤 ······················ 123
カルテ ························· 148, 150
カロリー ························· 24, 27
カロリー過多 ···························· 16
カロリー摂取量 ··················· 15, 18
がん ·· 79
がん検診 ······ 6, 76, 80, 147, 152, 157
　　──の適応判断 ···················· 85
　　──の費用対効果分析 ············· 87
　　──の利益・不利益 ················ 85
患者中心志向 ·························· 190
間食 ·· 16
感染症 ···································· 106
感染リスク軽減策 ····················· 106
感度 ························· 63, 64, 65, 66

偽陰性 ························ 59, 65, 66
既往歴 ···································· 147
危険運転 ································· 154
危険性 ····················· 172, 174, 183
喫煙 ·· 47
気道分泌液 ····························· 109
逆の因果関係 ···························· 36
キャリア ································· 214
急性心筋梗塞（AMI） ················· 187
偽陽性 ························ 59, 65, 66
共同診療 ························ 128, 129
禁煙 ··························· 8, 49, 51
禁煙指導 ························· 46, 50
禁煙治療 ································· 53
近接性 ···································· 194

空気予防策 ····························· 111
クライシス・コミュニケーション ······ 182

クロストリジウム・ディフィシル感染
（CDI） ································ 108

経済的影響 ····························· 211
頸動脈狭窄症 ·························· 161
血液 ······································ 109
結腸直腸がん ·························· 116
減塩 ·· 19
健康寿命 ································· 206
健康診断 ································· 57
健康増進 ··············· 57, 62, 132, 133
健診 ·· 57
検診 ·· 79
　　──の間隔 ························· 158
　　──の対象年齢 ···················· 158
　　──の適否 ························· 158

公共空間禁煙 ···························· 49
抗菌薬 ···································· 111
高血圧 ···································· 160
高脂血症 ································· 160
公衆衛生学修士（MPH） ············· 214
公正性 ···································· 190
構造指標 ································· 191
行動科学 ························· 12, 218
行動経済学 ····························· 218
行動変容 ·················· 8, 25, 39, 40
行動変容プログラム ···················· 38
交絡因子 ································· 34
効率性 ···································· 190
高齢者 ························· 123, 125
国立がん研究センター ·············· 78, 91
骨粗鬆症 ································· 160
コミュニケーション ············· 169, 179
コミュニティ ···························· 94
コンプライアンス不良 ················· 210

● さ行
サーバリックス® ······················· 102

サーベイランス	107
細菌性心内膜炎	112
三種混合ワクチン（DPT, DTaP）	99
三次予防	187

資源配分	206
事故	154
自己効力感	8
自己正当	137
市中肺炎	106
実現可能性	201
質の高い医療	189
実臨床	144, 166
ジフテリア	99
銃	156
重点項目	150
手指衛生	109
手術部位感染（SSI）	108, 111
術後合併症	128
受動喫煙	47
生涯調整生存年数（DALY）	46
情動反応	156, 168, 172, 174, 180
消毒剤	109
情報	170, 172, 173
食材	15, 17
食事量	16
食事療法	14
食生活	15, 22
助言	152
神経科	131
心血管疾患	116, 118, 121
人工呼吸器関連肺炎（VAP）	108
診察時間	207
心不全	37

水痘	98
水痘ワクチン	100
スクリーニング	38, 131, 132, 133, 138, 152, 159

スタチン	162
スタンダード・プリコーション	108

正確性	194, 195
生活習慣	147, 152
生活習慣改善	14, 30, 38, 41
生活習慣指導	39
生活の質（QOL）	207
整形外科	123, 128
性習慣	153
精神科	131
生物統計学	218
咳	109
摂取カロリー	16
接触予防策	110
接触リスク	109
絶対リスク	167
選択バイアス	80
先天性風疹症候群	98

増税	49
相対リスク	167
双方向的リスク・コミュニケーション	168
測定可能性	201

●た行

体液	109
ダイエット	18
帯状疱疹後神経痛	100
帯状疱疹ワクチン	100
多剤耐性菌感染	108
タバコ	48
――への急な欲求	55
単一質問スクリーニング	136, 141

チーム化	43
チェックリスト	150
チャンピックス®	55

中心静脈カテーテル関連血流感染症
　（CRBSI） ································· 108

適時性 ··· 190
適正体重 ·································· 33, 34
電子タバコ ···································· 54
転倒予防 ······················ 123, 124, 126
転倒歴 ··· 123

動機づけ面接 ································· 39
統計 ··· 63
糖尿病 ··· 160
特異度 ························ 63, 64, 65, 66

●な行
ニコチン ························· 8, 48, 53
二種混合ワクチン（DT） ··········· 99
二次予防 ····································· 187
日本循環器学会 ···························· 113
乳がん検診 ·································· 158
ニュージーランド ························· 75
人間ドック ···································· 60
認知機能低下 ······························ 132
認知症 ······························· 131, 132

脳ドック ······································· 60

●は行
肺炎球菌ワクチン ······················ 101
バイタル ····································· 147
梅毒 ··· 161
ハザード比 ···································· 36
破傷風 ·· 99
パニック ····································· 183
針刺し事故 ·································· 109
バレニクリン ································ 55

非医療従事者 ······························ 171
東日本大震災 ······························ 175

非推奨がん検診 ···························· 90
ビタミンD ····················· 123, 124, 125
ヒトパピローマウイルス（HPV）
 ·· 102, 156
飛沫予防策 ·································· 110
肥満 ································ 34, 37, 38
──のパラドックス ···················· 37
百日咳 ·································· 99, 155
病原体 ··· 110
標準予防策 ·································· 108
費用対効果 ···································· 72
病棟ケア ····································· 128
病棟マネジメント ························· 128

フィードバック ···························· 43
風疹 ··· 98
副次効果 ······························ 194, 195
腹部大動脈瘤 ······························ 161
プレート法 ···································· 22
不連続値 ······································ 70
フローチャート ···························· 146
プロセス指標 ··············· 192, 193, 194

ポリオ（IPV） ······························ 99

●ま行
麻疹 ··· 98
麻疹・風疹（MR）ワクチン ········· 155
麻疹・ムンプス・風疹（MMR） ····· 98, 100
マネジメント ······················ 12, 218
慢性腎臓病（CKD） ····················· 161
慢性閉塞性肺疾患（COPD） ········· 161
マンモグラフィ ···························· 158

ムンプス ······································ 98

メタボリックシンドローム ··········· 32
メッセージ ··························· 183, 184

モニタリング …………………………… 43
問診票 ……………………………… 147, 148

●や行
薬物治療 ……………………………… 133

有効性 ………………………………… 190
尤度比（LR）…………………………… 66
有病率 ………………………………… 68

陽性的中率 …………………………… 69
陽性尤度比 …………………………… 66
予診 …………………………………… 147
予診票 ……………………………… 148, 150
予防医学
　……… 2, 187, 206, 208, 210, 214, 216
　——の学び方 ……………………… 206
予防医学研修プログラム …………… 216
予防医学専門医試験 ………………… 217
予防医療 …………………… 3, 144, 152
予防接種 ……………………………… 93
予防的介入 ……………… 3, 12, 144, 147
予防的抗菌薬 ………………………… 111
予防的投薬 ……………………… 152, 162
四種混合ワクチン（DPT-IPV）……… 99

●ら行
ランダム化比較試験（RCT）………… 79

リードタイム・バイアス ………… 81, 83
利益 …………………………………… 189
リスク …………… 169, 171, 172, 174
リスク・コミュニケーション
　…… 166, 168, 177, 178, 179, 180, 181
リスクアセスメント ………………… 126
離脱症状 …………………………… 52, 53
リバウンド …………………………… 15

ルワンダ …………………………… 26, 104

レングス・バイアス ………………… 82
連続値 ………………………………… 70

●わ行
ワクチン …………… 93, 98, 99, 100, 102,
　　　　　　　　147, 152, 154, 155
　——の利害 ………………………… 96
ワクチン害悪説/不要説 ……………… 95
ワクチンギャップ …………………… 99
ワクチン接種 ………………………… 94
　——による健康被害 ……………… 96
　——による予防が可能な疾患 …… 93

欧文

●A〜G
AA（alcohol anonymous）…………… 44
ABPM（American Board of Preventive
　Medicine）…………………………… 2
absolute risk ………………………… 167
ACC（area under the curve）……… 66
AChEI（acetylchloinesterase inhibitor）
　……………………………………… 133
airborne precaution ………………… 111
alcohol misuse ……………………… 138
alcohol use disorder ………………… 137
AMI（acute myocardial infarction）……… 187
AUDIT …………………………… 136, 138
AUDIT-C ………………………… 136, 140

B 型肝炎 ……………………………… 161
bacterial endocarditis ……………… 112
BMI ……………………… 34, 38, 147

C 型肝炎 ……………………………… 161
CAGE ………………………………… 141
CAUTI（catheter-associated urinary tract
　infection）…………………………… 108

CDI（*Clostridium difficile* infection）⋯⋯ 108
CKD（chronic kidney disease）⋯⋯⋯⋯ 161
clinical decision support ⋯⋯⋯⋯⋯⋯⋯ 127
clock drawing test ⋯⋯⋯⋯⋯⋯⋯⋯⋯⋯ 132
cold turkey ⋯⋯⋯⋯⋯⋯⋯⋯⋯⋯⋯⋯⋯⋯ 51
co-management ⋯⋯⋯⋯⋯⋯⋯⋯⋯⋯⋯ 128
community-acquired infection ⋯⋯⋯⋯ 106
congenital rubella syndrome ⋯⋯⋯⋯⋯ 98
contact precaution ⋯⋯⋯⋯⋯⋯⋯⋯⋯⋯ 110
control chart ⋯⋯⋯⋯⋯⋯⋯ 196, 198, 200
COPD（chronic obstructive pulmonary
　disease）⋯⋯⋯⋯⋯⋯⋯⋯⋯⋯⋯⋯⋯⋯ 161
craving ⋯⋯⋯⋯⋯⋯⋯⋯⋯⋯⋯⋯⋯⋯⋯⋯ 55
CRBSI（catheter related blood stream
　infection）⋯⋯⋯⋯⋯⋯⋯⋯⋯⋯⋯⋯⋯⋯ 108
crisis communication ⋯⋯⋯⋯⋯⋯⋯⋯ 174

D2B（door-to-balloon）⋯⋯⋯⋯⋯ 187, 198
DALY（disablity-adjusted life year）
　⋯⋯⋯⋯⋯⋯⋯⋯⋯⋯⋯⋯⋯⋯⋯⋯ 46, 136
DASH（dietary approaches to stop
　hypertension）ダイエット ⋯⋯⋯⋯⋯⋯ 20
delivery science ⋯⋯⋯⋯⋯⋯⋯⋯⋯⋯⋯ 188
diphtheria ⋯⋯⋯⋯⋯⋯⋯⋯⋯⋯⋯⋯⋯⋯ 99
do no harm ⋯⋯⋯⋯⋯⋯⋯⋯⋯⋯⋯ 71, 73
DPT ⋯⋯⋯⋯⋯⋯⋯⋯⋯⋯⋯⋯⋯⋯⋯⋯⋯ 99
DPT-IPV ⋯⋯⋯⋯⋯⋯⋯⋯⋯⋯⋯⋯⋯⋯⋯ 99
droplet precaution ⋯⋯⋯⋯⋯⋯⋯⋯⋯⋯ 110
DSM-5 ⋯⋯⋯⋯⋯⋯⋯⋯⋯⋯⋯⋯⋯⋯⋯ 137
DTaP（diphtheria, tetanus, acellular
　pertussis）⋯⋯⋯⋯⋯⋯⋯⋯⋯⋯⋯⋯⋯ 99

e-cigarette ⋯⋯⋯⋯⋯⋯⋯⋯⋯⋯⋯⋯⋯⋯ 54
effective ⋯⋯⋯⋯⋯⋯⋯⋯⋯⋯⋯⋯⋯⋯ 190
efficient ⋯⋯⋯⋯⋯⋯⋯⋯⋯⋯⋯⋯⋯⋯ 190
emergency communication ⋯⋯⋯⋯⋯⋯ 174
equitable ⋯⋯⋯⋯⋯⋯⋯⋯⋯⋯⋯⋯⋯⋯ 190

●H〜N

HAI（healthcare-associated infection）
　⋯⋯⋯⋯⋯⋯⋯⋯⋯⋯⋯⋯⋯⋯⋯ 106, 108
hazard ⋯⋯⋯⋯⋯⋯⋯⋯⋯⋯⋯⋯ 174, 183
hazard ratio ⋯⋯⋯⋯⋯⋯⋯⋯⋯⋯⋯⋯⋯ 36
herpes zoster vaccine ⋯⋯⋯⋯⋯⋯⋯⋯ 100
HIV ⋯⋯⋯⋯⋯⋯⋯⋯⋯⋯⋯⋯⋯⋯⋯⋯ 161
HPV（Human papillomavirus）⋯⋯ 102, 156

IHI Open School ⋯⋯⋯⋯⋯⋯⋯⋯⋯⋯ 196
implementation science ⋯⋯⋯⋯⋯⋯⋯ 188
influenza vaccine ⋯⋯⋯⋯⋯⋯⋯⋯⋯⋯ 101
IPV（inactivated polio vaccine）⋯⋯⋯⋯ 99

lead-time bias ⋯⋯⋯⋯⋯⋯⋯⋯⋯⋯⋯⋯ 81
length bias ⋯⋯⋯⋯⋯⋯⋯⋯⋯⋯⋯⋯⋯ 82
LR（likelihood ratio）⋯⋯⋯⋯ 63, 66, 67, 68

mini-Cog ⋯⋯⋯⋯⋯⋯⋯⋯⋯⋯⋯⋯⋯⋯ 132
MMR（measles, mumps, rubella）⋯ 98, 100
MMRV（measles, mumps, rubella, varicella）
　⋯⋯⋯⋯⋯⋯⋯⋯⋯⋯⋯⋯⋯⋯⋯⋯⋯⋯ 98
MMSE（mini-mental state examination）
　⋯⋯⋯⋯⋯⋯⋯⋯⋯⋯⋯⋯⋯⋯⋯⋯⋯ 132
motivational interviewing ⋯⋯⋯⋯⋯⋯ 39
MPH（Master of Public Health）⋯⋯⋯ 214
MR ワクチン ⋯⋯⋯⋯⋯⋯⋯⋯⋯⋯⋯⋯ 155
multidrug-resistant bacteria infection ⋯ 108
mumps ⋯⋯⋯⋯⋯⋯⋯⋯⋯⋯⋯⋯⋯⋯⋯ 98

NNT（number needed to treat）⋯⋯⋯⋯ 167

●O〜Z

obesity paradox ⋯⋯⋯⋯⋯⋯⋯⋯⋯⋯⋯ 37
opt-in ⋯⋯⋯⋯⋯⋯⋯⋯⋯⋯⋯⋯⋯⋯⋯ 43
opt-out ⋯⋯⋯⋯⋯⋯⋯⋯⋯⋯⋯⋯⋯⋯⋯ 43
outrage ⋯⋯⋯⋯⋯⋯⋯⋯⋯⋯⋯⋯ 174, 180
outrage management ⋯⋯⋯⋯⋯⋯ 174, 175

索　引　227

overdiagnosis bias 82

patient-centered 190
PDCA (plan-do-check-act) 196
PDSA (plan-do-study-act) 10, 187, 196
pertussis 99
PHQ-2 134
PHQ-9 (Patient Health Questionnaire-9)
.... 134
plate method 22
pneumococcal vaccine 101
post-herpetic neuralgia 100
power walk 30
precaution advocacy 176
prevalence 68
preventive medicine 2, 216
Pronovost 202
public relations 177

QALY (quality-adjusted life year) 207
QI (quality improvement) 107, 196
QOL (quality of life) 207

RCT 79
relative risk 167
reverse causality 36
ROC (receiver operating characteristic) 曲線
.... 66
rubella 98
run chart 198

safe 190
selection bias 80
self-efficacy 8
SMART 39, 40
SSI (surgical site infection) 108, 111

Tdap 100, 155
tetanus 99
timely 190
transtheoretical model 8

USMLE 216
USPSTF (US Preventive Services Task
Force) 37, 71, 72, 77, 116, 124, 157

vaccine preventable diseases 93
VAP (ventilator-associated pneumonia)
.... 108
varenicline 55
varicella 98, 100

YLD (years lost due to disability) 46
YLL (years of life lost) 46

2 価ワクチン 102
4 価ワクチン 102
5A 50
25-ヒドロキシビタミン D
(25OH ビタミン D) 123, 124

あめいろぐ予防医学

平成30年1月30日　発　行

著作者　　反田篤志・青柳有紀

監修者　　反　田　篤　志

発行者　　池　田　和　博

発行所　　丸善出版株式会社

〒101-0051　東京都千代田区神田神保町二丁目17番
編集：電話 (03) 3512-3262／FAX (03) 3512-3272
営業：電話 (03) 3512-3256／FAX (03) 3512-3270
http://pub.maruzen.co.jp

© Atsushi Sorita, Yuki Aoyagi, 2018

組版印刷・株式会社 真興社／製本・株式会社 松岳社

ISBN 978-4-621-30237-8　C 3047　　　　Printed in Japan

JCOPY 〈(社) 出版者著作権管理機構 委託出版物〉
本書の無断複写は著作権法上での例外を除き禁じられています．複写
される場合は，そのつど事前に，(社) 出版者著作権管理機構 (電話
03-3513-6969，FAX 03-3513-6979，e-mail：info@jcopy.or.jp) の許諾
を得てください．